T 1660.
Ben.

HYGIÈNE

DES BAIGNEURS.

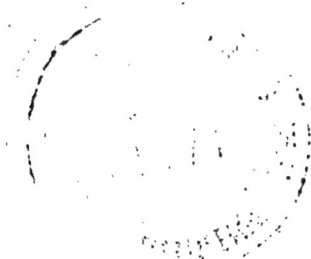

Paris. — Imprimerie BAVRAVERE, rue de la Harpe, 90.

HYGIÈNE

DES

BAIGNEURS;

OU EXPOSÉ

DES PROPRIÉTÉS HYGIÉNIQUES

ET MÉDICALES

DE TOUTES LES VARIÉTÉS DE BAINS EN GÉNÉRAL,

et en particulier

DES EAUX THERMALES DE LA BOURBOULE

PRÈS LE MONT DORE.

PAR LE DOCTEUR CHOUSSY ET A. DEBAY.

—

PARIS.

MOQUET, LIBRAIRE, RUE DE LA HARPE, 90.

1850

BUT DE CET OPUSCULE.

—

Il existe un nombre prodigieux d'ouvrages sur les bains ; les uns traitent la matière au point de vue scientifique ou médical, et sont beaucoup trop sérieux pour les personnes étrangères à la science ; les autres sont des traités spéciaux de tel ou tel établissement de bains, selon la prédilection de l'auteur, et laissent beaucoup à désirer. Il s'agissait donc d'écrire, pour les gens du monde, une courte brochure qui pût leur donner une idée claire et précise des bains, de leurs variétés et de leur résultat hygiénique ou médical. C'est dans ce but que nous esquisserons rapidement :

1° L'histoire des bains usités chez les anciens et chez les modernes.

2° Une classification simple et nette des bains en général, selon leur nature, leur genre et les effets qu'ils produisent sur le corps humain en état de santé ou de maladie.

3° Les notions nécessaires pour faire apprécier au

ecteur les propriétés de tel ou tel bain, selon la température et la composition chimique de l'eau, afin de le mettre à même d'établir son choix sur le genre de bain qui doit lui être le plus favorable.

4° La meilleure manière de prendre les bains, selon la saison et l'heure de la journée pour que le baigneur puisse en retirer les bienfaits désirés. Enfin les précautions hygiéniques auxquelles il doit se soumettre avant, pendant et après le bain.

Et nous croirons avoir été utile aux baigneurs, si l'heure de loisir donnée à la lecture de notre opuscule, n'est point regardée comme temps perdu.

CHAPITRE PREMIER.

Origine et distinction des bains.

L'usage des bains remonte au berceau des sociétés et se retrouve chez tous les peuples de la terre.

Un instinct naturel porte l'homme à se baigner, soit dans un but de propreté, pour débarrasser son corps des impuretés qui le souillent, soit pour réparer ses forces abattues par la chaleur du climat ou épuisées par la fatigue, soit enfin pour trouver dans le bain un remède à ses douleurs et un doux repos.

Le bain et les ablutions sont prescrits par toutes les religions de l'antiquité, et cela devait être, puisque la propreté passait alors pour une vertu. — Les sectateurs de Brahma divinisèrent le Gange, et cherchèrent dans ses eaux la première initiation de la vie. — L'Egyptien adorait le Nil comme une divinité bienfaisante, et allait chaque jour s'y purifier. — Mo se, un des plus grands législateurs de l'antiquité, multiplia les bains, ablutions et purifications parmi son peuple, et parvint ainsi à l'arracher aux hideuses maladies qui l'eussent assailli et dégradé. — Mahomet, suivant la route hygiénique tracée par ses devanciers, fit également du bain et des ablutions journalières une prescription rigoureuse de religion, et les peuples nombreux rangés sous sa loi lui durent la propreté et la santé.

Les établissements de bains, liés à l'hygiène publique, étaient beaucoup plus multipliés chez les anciens que chez nous. Outre les bains publics, il existait, dans chaque maison, un peu à son aise, une salle de bains particuliers; car le bain était regardé comme tout-à-fait nécessaire à l'entretien de la santé. On se baignait le matin et le soir, au sortir des gymnases et des palestres; on se baignait après les différents travaux du corps et de l'esprit, en un mot, on usait du bain comme nous usons de la promenade, dans un but de délassement et de bien être. Cette sage coutume entretenait la propreté du corps, sa fraîcheur, sa force, sa souplesse et le préservait d'une foule de maladies.

Rome surpassa les autres nations par la richesse, l'étendue et la commodité de ses bains. La modicité du prix d'entrée (un *quadrans*, deux centimes), permettait à tout le monde de s'y baigner ; et les jours de fête on y entrait sans rétribution. Plus tard, les empereurs, pour étendre les bienfaits du bain aux classes les plus pauvres de l'empire, firent construire à leurs frais de vastes et magnifiques établissements de bains où tout Romain, sans distinction, pouvait entrer gratis. Nous donnerons plus loin la description d'un bain à Rome, et les curieux détails qui s'y rattachent.

Mais les bains publics, quoique nombreux dans l'ancienne capitale du monde, n'étaient pas les seuls ; il existait en outre un nombre prodigieux de bains particuliers ; toutes les maisons patriciennes ou même un peu aisées, possédaient leur *balnearium*, ou salle de bains. Hommes et femmes se baignaient une ou deux fois par jour, le matin et le soir. Le linge de corps n'étant pas encore connu, et l'amplitude des vêtements donnant un facile accès à la poussière, rendait le bain journalier indispensable.

Cette passion des anciens peuples pour le bain dura jusqu'à Constantin, qui, transportant le siége de l'empire à Constantinople, y fit construire quelques bains. Mais les évêques, profitant de l'autorité que ce prince leur avait accordée, changèrent le mode d'éducation de la jeunesse romaine, firent fermer les gymnases et les bains publics, sous le prétexte d'abus et d'atteinte à la morale chrétienne. Ainsi, ces hommes, aveuglés par leur zèle à renverser une religion qui s'écroulait, attaquèrent et détruisirent l'usage des bains que tous les philosophes avaient regardé comme un des premiers préceptes de l'hygiène publique et privée. Cette violente proscription des bains engendra chez les nations chrétiennes d'affreuses maladies de peau, et il devint plus tard nécessaire d'ouvrir des léproseries pour y recevoir des êtres hideux et infects.

Ce triste état de choses dura jusqu'au démembrement de l'empire d'Orient. Abubeker rétablit les bains en Espagne, Omar dans le Levant et Abderam en France. Mais il suffisait que l'usage du bain fût un précepte religieux chez les Mahométans, pour que les ministres de la religion chrétienne, profondément ignorants en ce qui regarde l'hygiène, le regardassent comme une source d'immoralité, et travaillassent incessamment à le proscrire. C'est ce qui arriva. Chassés des pays qu'ils avaient conquis, les Musulmans portèrent en Orient les bienfaits du bain, et chez les nations chrétiennes, il fut presque défendu de se baigner.

Cependant, au retour des croisades, les princes et seigneurs croisés, qui avaient éprouvé les bons effets du bain en Orient, s'empressèrent d'ouvrir des bains publics dans leurs capitales. Les anciens thermes romains, qui tombaient en ruines dans plusieurs villes, furent réparés, et le peuple put de nouveau se baigner, se nettoyer. Sous Phi-

lippe-le Hardi, on criait dans les rues de Paris : *Estuvez-vous, car l'étuve est chaude.* Les
croisades et le commerce avaient ouvert aux
Français les ports du Levant ; leur goût pro-
noncé pour l'imitation leur fit bientôt fréquenter les étuves et bains de manière qu'ils
devinrent une nécessité de la vie. « On y était
attiré, dit Presley, par des raisons de propreté, de santé, mais plus encore par le be-
soin de société. Les uns y prenaient le bain
d'eau, d'autres celui de vapeur ; plusieurs n'y
venaient que pour causer chaudement dans la
saison froide. Ils étaient pour ces derniers ce
que sont encore aujourd'hui les poéles en
Allemagne, les estaminets en Hollande et les
cafés en France. »

Au quatorzième et quinzième siècles, ils
furent plus fréquentés que jamais. « Ce n'est
guère que dans les bains, raconte Marchangy,
ou bien à l'église et chez les accouchées que
les femmes se voient. Les hommes s'assem-
blent aux bains, chez les barbiers, dans les
cabarets et aux halles ; il y a des bains particuliers dans les hôtels et les personnes que

l'on prie à diner sont en même temps invitées à se baigner.

A cette époque, ainsi qu'aux jours de la décadence romaine, les mœurs eurent parfois à souffrir du mélange des sexes dans les établissements de bains. En 1409, un arrêté de Dijon désigne les jours où les hommes et les femmes iront séparément aux bains. « *Et si quelqu'un se veuille bouter par force avec les femmes, il paiera soixante sous d'amende.* » En 1441, les statuts synodaux d'Avignon interdisent aux clercs mariés l'entrée des étuves publiques. En 1569, toujours à l'instigation sacerdotale, les établissements de bains utiles à la santé, furent fermés et supprimés sous prétexte d'abus. Les instigateurs de la suppression des bains ne voulurent pas comprendre que toute bonne chose peut avoir ses abus, et qu'il n'est rien moins que sage de priver la société d'une institution utile, parce que quelques-uns en ont abusé.

Le siècle des lumières éclaira enfin la France; la foule des croyances absurdes, des abus et des préjugés disparurent; les bains publics se rouvrirent pour ne plus se fermer;

le mélange des sexes ne fut plus possible, les
mœurs n'eurent plus à souffrir, et l'hygiène
publique y gagna immensément.

Aujourd'hui, un grand nombre de bains
publics sont ouverts dans toutes les villes de
France et très-fréquentés ; l'usage et les bienfaits qu'on en retire ont fait justice de leurs
détracteurs, et l'on ne rencontre plus de gens
assez sots pour fulminer, comme autrefois,
contre les bains publics.

Avant d'entrer dans la description et la
classification des bains, nous dirons quelques
mots sur les fonctions de la peau, pour mieux
faire apprécier au lecteur l'utilité et l'indis-
pensabilité du bain.

CONSIDÉRATIONS SOMMAIRES SUR LA PEAU.

La peau, vue au microscope, apparaît cri-
blée d'une infinité de petits trous nommés
pores et qui, les uns sous le nom de vaisseaux
exhalants, jettent au dehors l'humeur transpiratoire ; les autres, nommés vaisseaux absorbants, servent à l'absorption ; et enfin les
conduits sébacés, qui versent à la surface de
la peau une humeur onctueuse que plusieurs

physiologistes regardent comme concourant à la rénovation de l'épiderme (1).

Ainsi, l'enveloppe cutanée accomplit chez l'homme deux importantes fonctions : 1º les deux transpirations sensible et insensible ; 2º la sensibilité tactile.

D'après les expériences de Seguin, la transpiration insensible fait éprouver au corps une perte de 22 onces pour 24 heures. — L'humeur transpiratoire, à mesure qu'elle se volatilise, laisse sur la peau un enduit composé de matières animales et salines qu'elle tenait en dissolution.Cet enduit, en s'épaississant, finirait par boucher les pores et intercepter la transpiration,d'où résulteraient des désordres dans l'économie ; il peut aussi irriter la peau et donner lieu, comme dans l'empoisonne-

(1) Dans un ouvrage des plus utiles, intitulé *Hygiène du visage et de la peau*, se trouve la description physiologique et les curieux phénomènes d'absorption et d'exhalation de la peau. Cette intéressante description, mise à la portée des gens du monde, jette une vive lumière sur les importantes fonctions de l'organe cutané, et apprend au lecteur qu'il faut se garder de l'usage de cette foule de cosmétiques, prônés par l'industrie, dont l'action est aussi nuisible à la santé qu'à la beauté. On trouve aussi dans le même ouvrage, un choix de formules et recettes, cosmétiques avoués par la science, et des plus efficaces pour obtenir le résultat désiré. 1 vol. gr. in-18.—2 f. 50. Chez Moquet, 90, rue de la Harpe.

ment miasmatique, à de graves symptômes
pathologiques, si les principes morbifiques
qu'il contient sont absorbés et portés dans le
sang. Or, dans ces divers cas, le nettoyage de
la peau par le bain est indispensable au maintien de la santé.

Relativement à la sensibilité de la peau, le
bain et le nettoyage sont également indispensables pour la débarrasser de toutes les matières irritantes, dont le contact prolongé
pourrait irriter le vaste épanouissement nerveux cutané et développer une exaltation de
sensibilité morbide qui amène toujours des
accidents plus ou moins graves. Et ce n'est
pas seulement par son action dissolvante des
impuretés attachées à la surface de la peau,
que le bain prévient les maladies, l'absorption
de l'eau détend les organes intumescents,
combat la sécheresse de la peau et calme les
douleurs nerveuses.

Enfin, le bain et les ablutions sont encore
nécessaires à l'exécution normale de la circulation capillaire du derme, à la souplesse de
l'épiderme qu'attaquent le froid, le chaud et
les corps environnants.

CHAPITRE II.

Division générale et détermination des bains.

Les bains doivent être considérés sous trois rapports : leur nature, leur température, leurs principes chimiques.

Considérés sous le rapport de leur nature, c'est-à-dire du fluide ou milieu qui les compose, les bains se divisent en :

Bain d'eau naturelle tiède ou bain domestique,

Bain de rivière,

— de mer,

— de vapeur,

— d'air condensé,

— de gaz,

2

Bain d'électricité,

— d'huile,

— de sables,

— de boues,

— de marc de raisin,

— de vin, etc.

Sous le rapport de leur température :

Bain froid,

— tiède,

— chaud,

— très-chaud.

Sous le rapport des principes chimiques, naturellement en dissolution dans l'eau ou des substances ajoutées au liquide :

Bain d'eaux minérales naturelles ou artificielles,

Bain médicinaux,

— composés,

— cosmétiques, etc.

Le bain est dit *entier*, lorsque tout le corps plonge dans le liquide ou fluide ; — *partiel*, lorsqu'une partie seule du corps est immergée : bains de bras, de jambes, de siège. Quelquefois le bain partiel emprunte sa dénomination à la partie baignée; ainsi, les bains de pieds et de mains se nomment *pédiluves*, *manuluves*. Viennent ensuite les bains partiels appelés *irrigations*, *lotions*, *ablutions*, *aspersions*, *affusions*, etc.

Bain de vapeur entier ou partiel. — La vapeur s'emploie sèche ou humide, selon l'ordonnance du médecin; nous lui consacrerons un article spécial lorsque nous parlerons des bains russes ou orientaux.

Bain d'air condensé. — Application faite par le docteur Pravaz pour favoriser *l'hématose*, ou formation et rénovation du sang.

Bain d'électricité. — Employé dans les engorgements des tissus, roideur et paralysie des membres, etc.

Bain d'huile, fomentation, embrocation. — Ce bain est toujours partiel. L'immersion dans l'huile chaude d'une articulation roide, ankylosée, des doigts ou orteils affectés de rhumatismes goutteux, a quelquefois obtenu des succès. C'est un bain onctueux, adoucissant et calmant à la fois.

Bain de vin ou d'*eau vineuse*. — Il consiste dans un mélange d'une quantité plus ou moins grande de vin avec l'eau du bain. Le bain vineux est administré aux sujets languissants, débiles et cacochymes comme tonique, et très propre à réveiller les forces vitales languissantes. La chirurgie emploie souvent les bains vineux partiels pour donner du ton aux parties engourdies et combattre la faiblesse des muscles condamnés à un long repos, par suite de plaie, d'entorse ou de fracture. On peut substituer au vin des spiritueux, tels qu'eau-de-vie de Lavande, de Cologne.

Bain de sables. — Peu usités ; on avait cru que, procurant une chaleur plus sèche, ils produisaient de bons effets dans les affections rhumatismales.

Bains d'eaux minérales et thermo-minérales. — Possèdent des vertus bien constatées contre une foule de maladies.

Bains de boues minérales. — Mêmes propriétés que les bains de même nom.

Bain de marc de raisin. — Consiste à se plonger dans un gros tas de marc de raisin en fermentation. Ce bain, usité dans les pays de vignobles, s'administre contre les maladies par cause d'atonie.

Bains composés. — Nom générique indiquant un bain dans lequel on a ajouté une ou plusieurs substances médicinales ou cosmétiques.

Bains médicinaux. — Composés d'un ou de plusieurs agents médicamenteux, ajoutés à l'eau d'un bain chaud ou froid. Parmi les bains médicinaux, nous ne citerons que les plus en usage.

Bain alcalin. — Pour obtenir ce bain, on ajoute 250 à 300 grammes de soude ou de potasse à l'eau d'un bain ordinaire. Il excite et modifie les fonctions de la peau. Le bain alcalin est un stimulant énergique de l'organe cutané ; il convient dans les affections vésiculeuses et réussit à calmer les insupportables démangeaisons qui les accompagnent.

Bain acide. — Composé d'eau et d'acide sulfurique. Il convient dans les cas où il est nécessaire d'opérer une forte révulsion sur la peau.

Bain ioduré. — Bain d'eau naturelle, ad-

ditionné de iodure de potassium, depuis
10 grammes jusqu'à 70.

Bain de sel. — Se prépare avec une dissolution d'un ou deux kilogrammes de sel de
cuisine que l'on mélange au bain domestique.
Ce bain jouit de propriétés stimulantes et agit
sympathiquement sur les organes, dont il
active les fonctions.

Bains martiaux ou *ferrugineux*. — Cinq à
six grammes de sulfate de fer ajouté à un
bain ordinaire composent un bain ferrugineux, qui possède des vertus toniques et astringentes. Ce bain s'administre avec avantage aux femmes chlorotiques, leucorrhéiques et aux sujets scrofuleux, rachitiques, ou
affligés d'une constitution chétive.

Bains cosmétiques. — Ils se préparent en
ajoutant à l'eau d'un bain ordinaire une
grande variété de substances propres à rafraîchir, adoucir et embellir la peau. Nous
donnerons à la fin de l'ouvrage plusieurs
formules de bains cosmétiques éprouvés par
leur excellence.

CHAPITRE III

Bains froids. — Bains chauds.

Les bains se distinguent en froids, tièdes et chauds. — Afin de bien s'entendre sur les degrés de température de ces différents bains, nous établirons le tableau suivant :

Bain très-froid, de 0 à 10 degr. au-dessous.
Bain froid, de 0 à 14 degrés au-dessus.
Bain tiède, de 15 à 24 id.
Bain chaud, de 25 à 34 id.
Bain très-chaud, de 35 à 45 et au-delà.

Nous ferons, en outre, observer que la température du bain est relative à la saison, à la chaleur du jour, au tempérament et à l'état de santé du sujet. Une personne grasse et lymphatique trouvera un bain de 25 degr.

presque froid, tandis qu'une personne maigre et nerveuse le trouvera trop chaud.

Les bains froids, les plus communément en usage, sont les bains de rivière et de mer, pendant la saison chaude.

Propriétés. Ces bains sont rafraîchissants, toniques, astringents et stimulants par la réaction qu'ils opèrent. Ils resserrent les pores, froncent les papilles nerveuses de la peau, tonifient la fibre musculaire, réveillent les fonctions digestives et circulatoires. Ce bain produit d'abord une assez vive impression de froid par la portion de calorique qu'il enlève subitement à la surface de la peau, et par le refoulement du sang à l'intérieur; mais cette impression cesse bientôt devant la réaction circulatoire, qui ramène le calorique du centre à la circonférence, et le bain devient alors agréable.

Le *bain de rivière* est ordonné aux constitutions molles, empâtées et gorgées de sucs blancs, aux tempéraments épuisés par l'abus des plaisirs, ou débilités par ces tristes flueurs blanches, si communes aux femmes des capi-

tales et qu'entretiennent le défaut d'exercice,
l'habitation dans les lieux sombres, bas, humides, mal aérés, l'usage des chaufferettes,
la mauvaise alimentation, les passions tristes,
etc.; à ces femmes le bain froid convient tout
particulièrement, elles en retirent de très-
bons effets.

Il faut dire aussi que les propriétés de ce
bain sont relatives à sa durée ; ainsi, il est
rafraîchissant si l'on n'y reste que peu de
temps ; il devient astringent et tonique s'il
est prolongé pendant une demi-heure ou
trois quarts d'heure au plus. Au-delà de ce
temps, le bain froid pourrait devenir nuisible.

*Précautions hygiéniques qu'exige le bain
froid.*

1° Avant d'entrer dans l'eau froide, il est
indispensable que la digestion soit faite et
que tout soit calme dans l'économie. Le temps
le plus favorable au bain froid est le matin à
jeun ou le soir avant de dîner.

2° On recommande les frictions sur la peau
avant d'entrer dans l'eau, et après en être
sorti.

3° Se plonger brusquement dans l'eau à deux ou trois reprises différentes pour éviter le saisissement désagréable et le refoulement du sang dans les gros vaisseaux, qui a lieu lorsqu'on y entre peu à peu.

4° Se livrer à l'exercice de la natation si l'on sait nager, et, dans le cas contraire, agir vivement, battre l'eau des pieds, des mains, et ne point rester en repos.

5° Plus l'eau est froide, moins il faut y rester ; le temps à passer au bain est, selon les constitutions, d'un à trois quarts d'heure. On doit en sortir au premier frisson et ne jamais attendre le second.

6° S'essuyer, se sécher parfaitement le corps après le bain, surtout les cheveux et le cuir chevelu.

7° Equitation, promenade, exercice modéré après le bain froid.

Les parents ne sauraient trop habituer leurs enfants à l'eau froide. L'habitude des bains froids est excellente pour fortifier la santé et imprimer à la constitution l'énergie vitale qui fait résister aux vicissitudes atmosphériques.

On recommande au baigneur de se plonger tout-à-coup et en entier dans l'eau froide, afin d'éviter le saisissement désagréable et pénible qu'on éprouve en y entrant peu à peu. Ce saisissement qui gêne et arrête quelquefois la respiration, peut, dans certaines circonstances, amener une congestion des plus fâcheuses. On doit, autant que possible, agir, se mouvoir, battre l'eau, nager si on le sait, car les mouvements d'oscillation que l'exercice imprime aux organes rendent les bons effets du bain beaucoup plus complets. Après être sorti de l'eau, une petite promenade à pied ou à cheval est des plus favobles.

Les *bains de mer*, plus toniques encore que les bains de rivière, exercent une action puissante sur l'enveloppe cutanée; le tissu de la peau se resserre, sa contractilité et sa tonicité sont augmentées. Cette action se communique bientôt aux divers systèmes de l'économie : la circulation s'anime, les sécrétions marchent plus rapidement, les forces locomotrices se déploient avec plus de facilité; l'estomac est aussi influencé, on mange da-

vantage, les digestions sont plus promptes ;
en un mot, il y a un surcroît d'énergie dans
toutes les fonctions de la vie organique. Ces
divers phénomènes vitaux exigent que le baigneur s'assujettisse à un régime ; on doit
d'autant plus insister sur ce point que l'énergie communiquée à l'estomac par l'air des
contrées maritimes dispose le malade à manger beaucoup. Il faut donc se tenir en garde
contre cet appétit insolite, et user de tempé-
rance dans le boire et le manger.

Les bains de mer sont ordonnés contre une
série de maladies exemptes de symptômes
inflammatoires. Les gastralgies, entéralgies
en obtiennent de bons résultats ; les leucor-
rhées ou flueurs blanches, les disménorrhées
ou difficultés de la menstruation, la stérilité,
l'impuissance y ont quelquefois trouvé un
remède efficace. Ils sont dirigés contre les
affections scrofuleuses, rachitiques, stru-
meuses et contre la faiblesse ou débilité de
la constitution. Mais pour retirer tous les
bons effets qu'on attend du bain de mer, on
doit s'agiter dans l'eau et se livrer à l'exercice
de la natation. Les divers mouvements exé-

cutés pendant cet exercice s'opposent aux spasmes, frissons, oppressions et maux de tête que le froid pourrait développer; la natation est, dans ce sens, une des conditions indispensables de l'efficacité du bain froid. Les frictions sur la surface du corps et des membres est également très-utile à la sortie du bain. Dans les établissements de bains de mer, il est d'usage de donner un pédiluve chaud aux personnes qui sortent du bain. Cette coutume, établie dans le but d'opérer une dérivation du sang des parties supérieures aux extrémités, n'est utile, en réalité, qu'aux personnes qui éprouvent quelques symptômes de céphalalgie ou des pesanteurs de tête, suite de la congestion produite par la trop longue immersion dans la mer. Les bains froids ne conviennent généralement ni aux enfants trop jeunes, ni aux vieillards, ni à toutes les personnes qui ont à craindre un refoulement du sang soit à la tête, soit à la poitrine. Hormis ces exceptions, le bain froid ne peut qu'être utile, lorsqu'il est pris convenablement.

Toute personne qui a reçu un peu d'instruction sait que la gymnastique du bain
froid, autrement dit la natation, est un excellent moyen de fortifier la constitution, et
surtout d'exempter ou de guérir les jeunes
femmes de certaines affections particulières
à leur sexe, triste résultat d'une vie séden-
taire, qui les pâlissent, détériorent leurs organes, influent toujours défavorablement sur
les fonctions de la génération, et qui quelquefois les rendent stériles (Voyez à ce sujet
l'*Hygiène du mariage*, par A. DEBAY (1).

Il semblerait aujourd'hui que les habitants
des grandes villes de France, et en particulier de Paris, ont enfin compris les bienfaits
du bain froid. De nombreuses écoles de natation, pour hommes et pour femmes, se sont
établies sur la Seine; un superbe gymnase
nautique s'est élevé sur ses bords, et la jeunesse des deux sexes les remplit du matin
au soir. Des troupes de jeunes demoiselles
s'exercent à la nage, rivalisent d'adresse,
plongent avec audace, et fendent le flot

(1) Chez Moquet, libraire, rue de la Harpe, 90.

peut-être aussi adroitement que ces fières
filles de Lacédémone qui traversaient plusieurs fois de suite le rapide courant de l'Eu-
rotas.

BAIN TIÈDE OU TEMPÉRÉ,
DIT AUSSI BAIN HYGIÉNIQUE.

Le bain tiède n'est ni froid ni chaud; c'est
le bain qu'on prend communément pour
nettoyer le corps.

Propriétés. Le bain tempéré repose les
membres fatigués, calme les douleurs, modère la circulation, tempère l'ardeur des sens
et l'activité cérébrale. Il convient particulièrement aux tempéraments nerveux et bilieux;
il produit d'excellents effets dans l'hystérie,
l'hypochondrie, les vapeurs, les convulsions,
et généralement dans toutes les affections
nerveuses.

Précautions à prendre pour le bain tiède ou
de propreté.

1° Attendre que la digestion des aliments
soit opérée, c'est-à-dire quatre, cinq et six

heures après le dernier repas , selon la force digestive de l'estomac, parce que l'activité vitale se dirigeant sur l'estomac pendant le travail de la digestion, le bain la détournerait de cet organe pour la porter sur la peau, ce qui causerait très-probablement un trouble dans cette fonction.

2° S'assurer de la propreté de la baignoire et de la température de l'eau.

3° Lorsqu'on s'est assis dans le bain, veiller à ce que le cou et les épaules ne soient point à l'air.

4° N'y rester qu'une demi-heure ou trois quarts d'heure au plus pour les bains de propreté. Si l'on doit y rester plus longtemps, par ordonnance de médecin , ajouter de l'eau chaude lorsque la température du bain commence à baisser.

5° Vers la fin du bain, se frictionner le corps et les membres avec les mains. Les frictions et le massage fait par un aide valent beaucoup mieux et détachent de la peau la matière oncteuse qu'y a déposée la transpiration.

6° A la sortie du bain, essuyer et sécher exactement la peau ; éviter l'air froid et les courants d'air, car la peau ainsi nettoyée est beaucoup plus impressionnable qu'avant le bain.

BAIN CHAUD.

Le bain chaud, de 25 à 30 degrés, dilate, ramollit la peau, modère l'excitation nerveuse, ouvre les vaisseaux absorbants, qui, d'après l'expérience, absorbent en une heure 1,000 grammes d'eau. La respiration et la circulation, un peu accélérées d'abord, ralentissent bientôt leurs mouvements, un sentiment de bien-être et de douce chaleur semble inviter le baigneur au sommeil. — Au bout de vingt à vingt-cinq minutes, l'épiderme des doigts se fronce, toutes les impuretés de la peau se détachent et surnagent à la surface de l'eau.

Le bain chaud suivi de frictions, est non-seulement un des premiers moyens de propreté, mais il doit être compté parmi les antiphlogistiques, puisqu'il calme et ralentit la circulation. Cette dernière propriété du bain chaud de diminuer la tension et la douleur des parties, est reconnue de tous les médecins, puisqu'ils ordonnent le bain chaud contre les affections viscérales, cutanées, rhumatismales, contre les maladies du foie, des reins, de la vessie; contre les coliques, les hernies étranglées, etc.

Bains très-chauds. — Ces sortes de bains, plutôt du ressort de la médecine pathologique que de celui de l'hygiène, produisent d'abord un sentiment d'oppression considérable, une accélération des mouvements du cœur et de la respiration. La face devient rouge, les artères battent violemment, les oreilles bourdonnent; bientôt le baigneur éprouve des éblouissements, des maux de tête, des vertiges, et s'il persistait à y rester plus longtemps, il pourrait en résulter des lypothimies, des défaillances avec perte complète de connaissance, et, s'il est pléthorique, une apoplexie foudroyante serait à craindre.

Cette exposition des phénomènes qu'occasionne le *bain très-chaud* démontre évidemment qu'il ne doit être administré qu'avec beaucoup de prudence, pour combattre certaines affections graves, et ne durer que quelques minutes.

DES BAINS SELON LES CLIMATS.

Dans les climats chauds et pendant la saison d'été, le corps, environné d'une atmosphère dont la température dépasse souvent le degré de chaleur du sang, se trouve comme surchargé d'un excès de calorique. L'exagération des fonctions exhalantes de la peau ne tarderait pas à occasionner des désordres organiques si la nature ou l'art n'y portait remède. C'est alors que les bains froids ou tièdes, c'est-à-dire à la température naturelle des eaux du pays sont indiqués, car, non-seulement ils soustraient au corps l'excès de calorique, mais ils deviennent un moyen préservatif des maladies que pourrait développer l'extrême chaleur.

Dans les contrées froides et humides, les

fonctions de la peau n'ayant plus la même
activité que dans les pays chauds, les indica-
tions sont opposées. L'habitant du nord se
trouvera mieux du bain chaud que du bain
froid. Quelques peuples septentrionaux, et
particulièrement les Russes, sortent de l'étuve
tout suants pour se jeter dans l'eau froide ou
se rouler dans la neige, mais ils ont soin de
rentrer immédiatement dans l'étuve.

Dans les climats tempérés, le bain doit être
tiède en été et un peu chaud en hiver.

SELON LES AGES.

Enfance. — L'enfant sera baigné dans une
eau plutôt chaude que tiède. L'immersion
d'un enfant nouveau-né dans l'eau froide, ainsi
que le pratiquaient, dit-on, les Spartiates et
les Scythes, est si dangereuse que sur dix
enfants, un seul à peine échapperait à la
mort. Tenter ce violent moyen dans l'espoir
de fortifier, d'endurcir l'enfant et lui assurer
une santé plus robuste, serait une dangereuse
épreuve, un infanticide peut-être... Les plus

célèbres médecins de l'antiquité se sont éle-
vés contre cette coutume barbare, et les médecins modernes en ont fait justice. Jean-
Jacques Rousseau, que l'on cite souvent, a
dit : « Beaucoup de peuples sauvages lavent
» leurs enfants dans les rivières ; les nôtres,
» amollis, apportent en naissant un tempéra-
» ment déjà gâté. Commencez donc à dimi-
» nuer par degré la chaleur de l'eau jusqu'à
» ce que vous les laviez à l'eau tiède et même
» glacée. »

Jeunesse. — Au printemps de la vie, à cet
âge où l'innervation et la calorification se
font rapidement et avec énergie, les bains
froids sont des plus favorables. Les jeunes
gens doivent se baigner dans les rivières et
la mer. La tonicité du bain jointe à l'exercice
de la natation ne peuvent que contribuer au
développement de la force et au maintien de
la santé.

Vieillesse. — L'homme qui revient fatigué
du voyage de la vie, et chez qui toutes les
fonctions organiques se font lentement et en
particulier la calorification, le vieillard, sujet

à une foule d'infirmités, ne doit plus faire usage du bain froid, parce que la réaction vitale qui lui succède étant incomplète, il peut en résulter de grands dangers pour son existence. Le bain tiède et le bain chaud sont les seuls qui lui conviennent; mais il doit en user souvent, car pour lui le bain est un moyen de santé et de longévité.

SELON LES SEXES.

Les jeunes femmes, de même que les jeunes hommes, doivent, pour leur santé, user des bains de rivière et de mer pendant la saison chaude. Les femmes chlorotiques et leucorrhéiques y trouvent souvent un remède à leur triste infirmité. Pendant la grossesse, les bains froids sont proscrits, mais on doit prendre des bains tièdes.

SELON LES PROFESSIONS.

Les bains offrent de grandes ressources hygiéniques pour prévenir et combattre les influences pernicieuses de diverses profes-

sions. Le corps étant exposé au chaud, au
froid, à la poussière, aux émanations végétales
et animales, etc., exige impérieusement des
bains de propreté pour débarrasser la peau
des impuretés, la rafraîchir et l'assouplir,
lorsqu'elle est desséchée.

CHAPITRE IV.

Bain tiède ou de propreté.

Avant de traiter des eaux minérales, nous
reviendrons sur le bain tiède, nommé aussi
bain domestique, et nous en parlerons avec
quelques détails, parce que, intimement lié
à l'hygiène privée, il nous semble que son
usage n'est pas aussi général qu'il devrait
l'être.

En effet, le bain tiède, les demi-bains , les bains partiels ou ablutions quotidiennes sont tellement indispensables à l'entretien de la propreté du corps, et par conséquent de la santé, qu'un médecin philosophe qualifie de *monstrueuse* la personne malpropre par insouciance ou paresse. Les anciens législateurs avaient parfaitement compris toute l'importance des bains tièdes généraux et partiels. Ce fut dans un but d'hygiène publique et privée qu'ils inculquèrent de bonne heure dans l'esprit du peuple cette maxime que pour être sain et robuste il fallait user du bain ; et ils firent comprendre aux femmes que pour être belles, fécondes et adorées des hommes, elles devaient se baigner souvent.

A Athènes, il existait une loi qui non-seulement obligeait les femmes à se baigner et à s'ablutionner, mais qui les forçait encore à se peigner, à s'épiler, à se parer, à se rendre belles et attrayantes. Des commissaires, nommés *gynécecosmes*, faisaient chaque matin leur ronde dans toutes les maisons indistinctement, et les femmes qu'ils trouvaient malpropres ou même négligées dans leur toilette, recevaient une verte réprimande pour la première fois ; à la seconde infraction, leurs noms étaient inscrits sur une tablette, et exposés, en place publique, aux yeux de tous les citoyens; de plus, on les frappait d'une amende énorme : cinq cents drachmes pour être mal coiffées ; mille drachmes, lorsqu'à la négligence de la coiffure s'ajoutait celle des vêtements. On n'admettait point d'excuses : cette loi s'appliquait aux plébéiennes comme aux aristocrates. La femme dont le nom était ainsi exposé sur la place était à jamais perdue dans l'esprit des Grecs. Aussi, de tout temps et partout, les Athéniennes eurent une grande réputation de beauté; les différents peuples des deux Grèces les citaient comme modèles d'élégance et de propreté.

C'est à l'usage fréquent des bains et aux ablutions journalières que les femmes Turques doivent une peau saine, exempte de toutes ces maladies qui enlaidissent les femmes peu soigneuses de leur corps.

4

Les effets du bain tiède sur l'économie sont particuliers ou généraux.

Les effets particuliers se manifestent ainsi: L'eau pénètre, ramollit la peau, la détrempe et fait tomber toutes les pellicules épidermoïdes qui en ternissent l'éclat, la débarrasse de toutes les impuretés que la transpiration a déposées à sa surface, et prévient ainsi une foule d'affections cutanées. En effet, la peau étant le principal organe par lequel le corps absorbe, excrète et se purifie, on conçoit combien il importe de l'entretenir incessamment dans un état de propreté qui favorise ses fonctions. Il n'est personne qui ne sache que la transpiration est un des meilleurs moyens que la nature met en jeu pour entretenir l'équilibre dans l'économie : or, sans une peau saine et bien nettoyée, point d'équilibre parfait, point de restauration complète. La propreté étant une vertu domestique nécessaire à la santé de la famille, l'usage du bain est donc indispensable.

Les effets généraux du bain tiède sont mieux sentis et plus bienfaisants encore.

L'eau, par la double action de son contact et
de ses molécules absorbées, relâche les parties trop tendues, éteint l'éréthisme nerveux,
ralentit la circulation, détend les fibres musculaires, restitue aux fonctions leur liberté,
dégage les forces organiques enchaînées par
le spasme, ouvre passage aux sécrétions, as-
souplit les solides et entretient la fluidité des
liquides. Vers la fin du bain, un sentiment
général de bien-être gagne le corps entier; les
paupières s'appesantissent : on se sent molle-
ment entraîné au sommeil. Les femmes ar-
dentes et nerveuses s'y trouvent rafraîchies et
calmées; les personnes fatiguées y voient dis-
paraître leur lassitude, et, après en être sor-
ties, conservent pendant des heures entières
une souplesse et une légèreté qui annoncent
le libre exercice des fonctions vitales.

On sait généralement que les bains se prennent avant le repas, et que leur durée varie
d'une demi-heure à une ou deux heures, en
ayant soin toutefois de maintenir la température première par diverses additions d'eau
chaude lorsque l'eau du bain se refroidit. Au

sortir du bain, il est essentiel d'éviter toute variation de température froide ou humide, car la peau se trouvant alors beaucoup plus impressionnable à l'air, la moindre sensation de froid serait vivement perçue, et porterait le trouble dans les fonctions transpiratoires; ce trouble est toujours fâcheux. Il est rationel, après le bain, de se reposer quelques instants, avant de vaquer aux affaires extérieures.

Recommandations strictes relatives aux bains partiels. — Ne jamais se laver les pieds, les mains, le corps dans une eau trop chaude ou trop froide ; l'eau à ces températures gâte, durcit la peau, la ride et la racornit. — Ne jamais plonger ces parties dans l'eau froide lorsqu'elles sont en moiteur, car il peut en résulter de dangereuses répercussions. — Se servir d'eau tiède ou simplement dégourdie en hiver et à la température ordinaire en été. — Se laver régulièrement les mains après avoir travaillé ou touché divers objets qui ont pu laisser sur la peau des molécules nuisibles, irritantes, contagieuses. Il est reconnu que

beaucoup de rougeurs, de boutons, de démangeaisons, de dartres et autres maladies, se
développant tout à coup au visage, sans cause
connue, proviennent de ce qu'on y a porté les
mains, après avoir touché des corps impurs.

En résumé, on ne saurait trop recommander l'usage du bain tiède ou domestique et
des ablutions quotidiennes ; les uns et les autres sont indispensables à la propreté et au
maintien de la santé. Vivre sans se baigner,
oublier de se laver, c'est entraver les importantes fonctions de la peau. L'aspect dégoû-
tant de ces individus appartenant aux classes
infimes de la société, l'odeur repoussante
qu'ils exhalent et les hideuses maladies qui
les rongent n'existaient point chez les peuples
anciens, et, de nos jours, la loi religieuse qui
oblige les Orientaux au bain et aux ablutions,
les soustraient aux hideuses affections cutanées qui se développeraient infailliblement
parmi les peuples des climats brûlants. Chez
les Occidentaux, le christianisme, en exaltant
la spiritualité, a trop perdu de vue ces conditions de la santé physique. Pour y obvier, il

est nécessaire de se pénétrer de la haute influence que la propreté du corps a sur la santé individuelle et générale ; les bains et les ablutions sont, à ce titre, les plus puissants moyens que l'hygiène ait à sa disposition. Le célèbre Hufeland était profondément pénétré de cette vérité, lorsqu'il disait : « Les bains » écartent une foule de maladies externes et » internes ; ils assainissent à la fois l'âme et le » corps, fortifient les constitutions débiles et » facilitent aux convalescents le retour à la » santé ; enfin, ils peuvent prolonger la vie. »

En France, malgré les immenses progrès de l'hygiène, les bains publics sont encore trop rares, et les bains particuliers ne se rencontrent presque nulle part, à l'exception de quelques maisons immensément riches qui dérogent à la règle commune ; tandis que, dans l'Inde ou en Orient, partout où il y a une mosquée on rencontre un bain public, dont le prix modique permet l'entrée à tout le monde. Le gouvernement français devrait non-seulement favoriser et encourager ces sortes d'établissements, mais encore leur allouer des sommes, afin que, dans les villes et villages le prolétaire et le pauvre pussent, à l'exemple du peuple romain, jouir gratuitement des bienfaits du bain.

Il faut le dire, l'habitant des campagnes ignore généralement ce que c'est qu'un bain de propreté; il ne se lave guère que le visage, les mains et les pieds, et encore faut-il qu'il y soit forcé par les épaisses souillures provenant de ses travaux : il croit qu'un bain de corps ne s'administre qu'en cas de maladie, de même qu'on administre un remède. De là vient l'aversion qu'ont les paysans pour cette sage mesure de propreté, et, lorsque le médecin l'ordonne, le bain est presque toujours administré d'une manière incomplète, attendu qu'il est très-rare de trouver une baignoire dans un village. Cette privation du bain entretient la malpropreté dans les campagnes, et cette malpropreté, quelquefois repoussante chez le paysan, engendre une foule de maladies qui se perpétuent dans les familles et qu'il serait cependant si facile de prévenir.

Nous dirons à la louange de la ville de Paris que, depuis quelques années, les bains publics s'y multiplient d'une manière tout à fait orientale ; plusieurs de ces établissements sont construits avec un luxe et des commodités qui ne laissent rien à désirer. On trouve à Paris toutes les variétés de bains connus : bains naturels, bains d'eaux minérales artificielles, bains d'eau de mer, bains de vapeur, bains orientaux, bains russes, etc. Les *thermophores*, ou bains à domicile ont surtout contribué à répandre l'usage du bain dans les familles ; mais le prix en est encore beaucoup trop élevé pour la classe pauvre. Ce serait au gouvernement à prendre des mesures pour faire jouir la classe laborieuse de la capitale, d'un moyen de propreté qui touche de si près à l'hygiène publique. Le gouvernement, dans sa sollicitude éclairée, a bien ouvert des salles d'asile ; serait-il plus difficile d'ouvrir des salles de bains ?

Si notre faible voix avait quelque portée, nous proposerions un moyen aussi simple que peu dispendieux d'établir des bains publics

pour les pauvres et en même temps des bains
particuliers pour chaque maison qui en dé-
sirerait. Il s'agirait de former sur différents
points de la ville des établissements contenant d'immenses chaudières d'eau chaude et
des réservoirs d'eau froide. De ces établissements partiraient des tuyaux de conduite qui,
de même que ceux pour le gaz, se rendraient
aux salles de bains des pauvres et aux domi-
ciles des propriétaires qui désireraient s'a-
bonner ; les abonnements seraient assurément assez nombreux pour couvrir les frais
de tuyaux de conduite, et peut-être même
pour défrayer le gouvernement de ses dé-
penses d'ustensiles et de chauffage. De cette
manière le peuple aurait des bains gratuits;
chaque maison pourrait avoir des bains particuliers, et les propriétaires, qui ont soin
d'énumérer aux locataires toutes les commodités de leurs maisons, pourraient, à juste titre, faire ressortir à leurs yeux les immenses
avantages d'une salle de bains à domicile.

CHAPITRE V.

Des eaux minérales et thermales,

LEUR DISTINCTION, DESCRIPTION, CLASSIFICATION;
LEUR ACTION THERAPEUTIQUE SUR
L'ECONOMIE HUMAINE.

On appelle *minérales* toutes les eaux qui sourdent à la surface du sol, chargées de principes auxquels l'expérience a reconnu des propriétés médicinales. Lorsque ces eaux sont chaudes, on les nomme *thermales ;* leur température, à la sortie du sol, varie de 10 à 80 degrés ; il en existe quelques-unes dont la température égale celle de l'eau bouillante.

Les sources d'eaux minérales sont très-nombreuses à la surface du globe, et notre pays est un des plus favorisés sous ce rapport ; la France en compte au-delà de trois cents, presque toutes thermales.

Les eaux minérales ont été en tous temps et en tous lieux l'objet de l'attention des médecins et de la reconnaissance des malades. En effet, si l'efficacité d'un traitement peut être garantie par la sanction des siècles et le perpétuel usage qu'en ont fait les peuples anciens et modernes, les eaux minérales et thermales sont, sans contredit, un des agents thérapeutiques dont la puissance est le mieux établie.

Les nombreux vestiges d'établissements thermaux grecs et romains qu'on rencontre sur tous les points du vieux monde, attestent de la haute importance que les anciens attachaient à ces sortes de bains et des bons résultats qu'ils en obtenaient. De nos jours, la foule qui se presse chaque année aux eaux thermales, est la preuve la plus convaincante des bienfaits qu'on en retire.

Dans l'ancienne civilisation, presque tous les établissements d'eaux thermales d'une ef-

ficacité constatée avaient un temple consacré
à quelque dieu ou déesse de premier ordre,
et chaque fontaine d'eaux minérales était sous
la protection de quelque jolie naïade. Comme
la beauté avait le même attrait, le même empire dans les cieux et sur la terre, les déesses
adoptaient certaines sources minérales ayant
la propriété de réparer les désordres que
causaient à la beauté du corps les plaisirs
et l'amour. Il existait plusieurs de ces fontaines de Jouvence ; les deux plus célèbres se
trouvaient à Patræ et à Argos. Dans cette dernière ville, la source minérale consacrée à
Junon était enfermée dans un temple. On dit
que la reine de l'Olympe y prenait un bain
tous les ans pour raviver ses charmes, et, à
son exemple, une foule de mortelles s'y baignaient fréquemment pour rajeunir leurs at-
traits maltraités par le temps. Il paraîtrait que
la source de *Patræ* était ferrugineuse, et la
guérison de la jeune Hébé, atteinte de leu-
corrhée, porterait à le faire croire.

Les anciens tirèrent le meilleur parti possible de toutes les sources minérales ayant

quelque valeur; les nombreuses traces de leurs travaux gigantesques pour assurer la circulation de ces eaux est une preuve de l'importance qu'ils attachaient aux établissements de ce genre.

Mais s'il existait des eaux possédant l'inappréciable vertu de rajeunir, il en existait d'autres auxquelles on accordait une propriété fécondante; et, de nos jours encore plusieurs de ces eaux ont conservé leur réputation de fécondité. On cite bon nombre de femmes mariées et stériles qui, après une saison aux eaux, ont eu la joie de devenir mères. Il y a de bien singulières histoires à ce sujet, mais qui ne sauraient trouver place dans cet ouvrage. Cependant, sans être incrédules, nous conseillons aux gens mariés de ne pas trop ajouter foi à la vertu fécondante des eaux. Le passage suivant de Boirot Desserviers, que nous nous permettons de transcrire, pourra éclairer le lecteur sur cette question délicate.

« Les eaux de Bade sont bonnes pour une foule de maux; elles ont surtout la propriété

merveilleuse de favoriser la multiplication de
l'espèce humaine. Les femmes y apportent
une coquetterie incroyable. Toutes les classes
de la société s'y confondent ; on y rencontre
des ecclésiastiques et des moines qui s'y di-
vertissent tout comme les autres. Sur tout ce
qui a rapport au plaisir, il régne un accord
général, une indulgence qu'on ne rencontre
nulle autre part. Le pays n'a rien de bien at-
trayant, mais le plaisir est tellement l'affaire
de ceux qui s'y rendent, qu'on croit se trouver
dans la délicieuse île de Cythère. Là il est
permis de jouir en commun des choses qui
sont soumises ailleurs à un stricte mono-
pole. »

Philippe de Limbourg donne encore une
idée plus nette de la vertu fécondante des
eaux d'une localité célèbre du duché de Tré-
ves par ce fait bien connu : « Les bourgeois
de Francfort, dit-il, ont soin de stipuler dans
le contrat de mariage que leurs femmes n'i-
ront qu'une fois dans leur vie aux eaux minérales de Schwalbach, dans la crainte qu'elles
ne soient trop fécondes. »

Si les eaux minérales ont eu leurs prôneurs et leurs détracteurs ; si les uns en ont fait une panacée universelle, et les autres une médication nulle ou dangereuse, la raison dit qu'il faut rejeter ces conclusions extrêmes, faites par des hommes qui n'étaient ni chimistes ni médecins. L'expérience de trente siècles a prouvé que les eaux minérales possédaient des vertus irrécusables et donnaient lieu à des phénomènes physiologiques invariables. Considérée d'une manière générale, leur action ranime la circulation languissante, augmente l'énergie vitale, ramène à leur type normal les sécrétions viciées, diminuées ou supprimées, provoque des évacuations salutaires par les sueurs, les urines et les selles ; développe des rougeurs, des irritations, des boutons sur toute la surface du corps ; enfin, les eaux minérales opèrent une rénovation plus ou moins complète dans l'économie, ce qui a fait dire qu'elles retrempaient les organisations affaiblies ou malades. Or, pour tirer parti de ce puissant moyen que nous offre la nature, il ne s'agit que de savoir approprier les eaux minérales de telle ou telle classe à telle ou telle maladie, ce qui exige nécessairement un tact médical joint à une connaissance de la composition chimique de ces eaux ; ce qui démontre positivement qu'une personne ne doit jamais aller prendre les eaux que d'après le conseil d'un médecin éclairé, instruit, qui a une parfaite connaissance de son mal, de son tempérament, du degré de ses forces et de ses habitudes : conditions indispensables pour qu'il puisse indiquer la classe des eaux qui conviennent, le régime à suivre et la durée de la saison; alors seulement les eaux sont d'une efficacité merveilleuse.

CHAPITRE VI.

Classification des eaux minérales, et thermales

SELON LEUR COMPOSITION CHIMIQUE,
OU PRINCIPES MINERALISATEURS ;
LEURS PROPRIÉTÉS MÉDICALES ET LEUR APPLICATION
AUX DIVERS GROUPES DE MALADIES.

Parmi les diverses classifications des eaux minérales et thermo-minérales, données jusqu'à ce jour, nous choisirons les plus simples, afin d'être bien compris et de ne laisser aucune incertitude dans l'esprit du lecteur.

Quatre grandes classes ont été admises :

1° Les eaux sulfureuses ;

2° Les eaux acidules,

3° Les eaux ferrugineuses ou martiales;

4° Les eaux salines.

EAUX SULFUREUSES :

Elles empruntent leur nom au gaz hydro-sulfuré ou à l'hydro-sulfate de soude qu'elles contiennent.

Propriétés. — Elles sont très-excitantes à l'intérieur et très-stimulantes à l'extérieur; elles produisent en outre une excitation générale qui détermine des mouvements critiques du centre à la circonférence. On conseille l'usage des eaux sulfureuses dans toutes les affections chroniques de la peau, la couperose, les éphélides, ou taches hépatiques, les affections dartreuses et psoriques invétérées, etc.; dans les catarrhes et l'asthme; dans les engorgements des viscères et des ganglions lymphatiques; dans les croûtes laiteuses, les suppressions menstruelles, les engorgements indolents de l'utérus; dans les affections scrofuleuses et rachitiques, etc. Mais leur triomphe est dans la guérison des vieux ulcères, des cicatrices vicieuses, les raideurs des membres, les ankyloses, les exostoses, les rétractions musculaires et tendineuses, etc.

Eaux sulfureuses de premier ordre.

Les eaux de cette classe, les plus renommées et qui figurent au premier rang, sont les eaux de :

Barèges,	Hautes-Pyrénées.
Saint-Sauveur,	Id.
Cauterets,	Id.
Eaux-Bonnes,	Basses-Pyrénées.
Gréoulx,	Id.
Vornet,	Pyrénées-Orient.
Bagnères-de-Luchon,	Haute-Garonne.
Ax,	Ariège.
Enghien,	Seine-et-Oise.
Uriage,	Isère.
Aix,	Savoie.
Bade,	Savoie.
Schinznach,	Suisse.
Louèche,	Suisse.
Aix-la-Chapelle,	Prusse.

Eaux sulfureuses de second ordre :

Arles-les-Bains,	Pyrénées-Orient.
Ecaldas,	Id.
La Preste,	Id.
Vinca,	Id.
Cambo,	Basses-Pyrénées.
Bagnols,	Lozère.
Castera-Verduzan,	Gers.
Guagno,	Corse.
Baden,	Autriche.

Composition chimique. — En général, hormis quelques principes particuliers à chaque source, on retrouve dans toutes les eaux sulfureuses les principes chimiques suivants :

Acide carbonique libre,

Azote,

Sulfate de chaux,

— de magnésie,

— de potasse,

— de soude,

Carbonate de chaux,

— de magnésie,

— de fer,

Chlorure de calcium,
— de magnesium,
Silice,
Matière grasse organique.

EAUX ACIDULES.

Elles sont aussi nommées *gazeuses* à cause du gaz acide carbonique libre qu'elles contiennent :

Propriétés. — Leur saveur est piquante, aigrelette ou saline ; prises à l'intérieur, elles fortifient l'estomac sans lui causer d'irritation ; elles augmentent les sécrétions urinaire et intestinale et modifient presque toujours l'état spasmodique du tube digestif. Leur propriété diurétique les rendent précieuses dans les maladies des voies urinaires, et l'on croit que leur principe alcalin peut dissoudre les calculs vésicaux. Leur action spéciale sur le foie les fait recommander par tous les médecins, dans les affections de cet organe ; elles sont, à juste titre, préconisées contre les engorgements des viscères abdominaux ; elles conviennent parfaitement aux constitutions sè-

ches, bilieuses et nerveuses ; on les emploie
avec succès contre l'hémoptisie et la phthisie
pulmonaire, contre les névroses, les affections
chroniques des muqueuses, les fleurs blanches, les rhumatismes articulaires et lombai-
res, les ankyloses, les paralysies, etc.; enfin,
elles sont recommandées dans toutes les maladies qui réclament une boisson rafraîchis-
sante.

Eaux acidules de premier ordre.

Les eaux les plus célèbres et les plus efficaces de cette catégorie sont les eaux de

Vichy,	Allier.
Mont-Dore,	Puy de-Dôme.
La Bourboule,	Id.
Saint-Nectaire,	Id.
Bourbon l'Archam- bault,	Allier.
Contrexeville,	Vosges.
Bussang,	Id.
Pougues,	Nièvre.
Seltz,	Belgique.

Eaux acidules de second ordre.

Chatel-Guyon,	Puy-de-Dôme.
Châteauneuf,	Id.
Clermont-Ferrand,	Id.
Saint-Mart,	Id.
Pont-Gibaud,	Id.
Saint-Myon,	Id.
Chateldon,	Id.
Ussat,	Arriège.
Audinac,	Id.
Lamalou,	Hérault.
Foncaude,	Id.
Gabiau,	Id.
Saint-Alban,	Loire.
Sainte-Marie,	Cantal.
Vic-sur-Cère,	Id.
Montbrison,	Loire.
Sail-sous-Couzau,	Id.
Saint-Pardou,	Allier.
Camare,	Aveyron.
Encausse,	Haute-Garonne.
Orezza,	Corse.
Buxton,	Angleterre.

Composition chimique. — On retrouve généralement dans les eaux acidules, en propor-
tions diverses, les principes chimiques suivants :

Acide carbonique libre,
Azote,
Hydrochlorate de soude,
— de magnésie,
— de chaux,
Bicarbonate de soude,
— de fer,
Sulfate de soude,
— de magnésie,
— de fer,
Hydro-sulfate de soude,
Silice,
Alumine,
Matière grasse organique.

EAUX FERRUGINEUSES.

Ces eaux doivent leur dénomination à la
prédominance du fer sur les autres principes
qu'elles contiennent. Elles sont presque toutes
froides, astringentes et plus ou moins acidu-

les ; cette dernière saveur provient de l'acide carbonique dont la présence est indispensable pour tenir les sels de fer en dissolution.

Propriétés. — Les eaux ferrugineuses sont éminemment toniques ; elles impriment une activité sensible à la circulation ; elles stimulent les organes, réveillent l'appétit, activent la digestion, et sont généralement très-efficaces dans les maladies par cause de débilité ou d'atonie, telles que : pâles couleurs, flaccidité des organes, flueurs blanches, aménorrhée, écoulements urétraux et catarrhe de la vessie, diarrhée chronique, hémorrhagie et hydropisie passives, pertes séminales, scrofules, etc. L'atonie du système génital, cause ordinaire d'impuissance et de stérilité, trouvent souvent un prompt remède dans l'usage des eaux ferrugineuses. Ces eaux seraient dangereuses pour les personnes pléthoriques et celles qui sont affectées d'anévrismes du cœur ou des gros vaisseaux.

Eaux ferrugineuses de premier ordre.

Les eaux ferrugineuses de premier ordre,

6

c'est-à dire dont l'action a été reconnue très-énergique, sont celles de :

Rennes,	Aude.
Campagne,	Id.
Passy,	Seine.
Forges,	Seine-Inférieure.
Sylvanès,	Aveyron.
Selles,	Ardèche.
Vals,	Id.
Cransac,	Aveyron.
Spa,	Belgique.
Pyrmont,	Westphalie.
Egrha,	Bohême.
Marienbad,	Id.

Eaux de second ordre :

Alais,	Gard.
Aleth,	Aude.
Ambonay,	Marne.
Attancourt,	Haute-Marne.
Les Andelys,	Eure.
Aumale,	Seine-Inférieure.
Bléville.	Id.
Lépinay,	Id.

Bagnères-St-Félix,	Lot.
Bagnères de Bigorre,	Hautes-Pyrénées.
Cambo,	Basses-Pyrénées.
Laroque,	Pyrénées-Orient.
Saint-Martin-de Fer- noué,	Id.
Sorède,	Id.
Barberie,	Loire-Inférieure.
Ebeaupin,	Id.
Forges,	Id.
La Plaine,	Id.
Ferrières,	Loiret.
Noyers,	Id.
Segray,	Id.
Fontenelle,	Vendée. .
Laifour,	Ardennes.
Beauvais,	Oise.
Moulignon,	Seine-et-Oise.
Nancy,	Meurthe.
Plombières,	Vosges.
Pontivy,	Morbihan.
Pont de Vayre,	Ain.
Provins,	Seine-et-Marne.
Quincié,	Rhône.

Reims,	Marne.
Sermaise,	Id.
Rieu-Majou,	Hérault.
Rhuillé,	Sarthe.
Saint-Santin,	Orne.
Tarascon,	Arriège.
Watweiler,	Haut-Rhin.
Schwalbach,	Duché de Nassau.
Tongres,	Belgique.

Composition chimique. — Les eaux ferrugineuses contiennent en général :

Acide carbonique libre,
Sulfate de fer,
Carbonate de fer,
Protoxyde de fer,
Chlorure de sodium,
— de calcium,
Carbonate de chaux,
— de magnésie,
Sulfate de chaux,
Phosphate de chaux,
Silice,
Matière organique azotée.

EAUX SALINES.

Ainsi nommées à cause des sels terreux et alcalins qu'elles contiennent en grande proportion, et qui ne sont ni sulfureuses, ni acidules, ni ferrugineuses.

Propriétés. — Prises à l'intérieur, les eaux salines établissent sur le tube digestif une excitation permanente qui entretient la liberté du ventre et produit souvent des effets purgatifs ; c'est pourquoi elles sont recommandées aux personnes bilieuses, mélancoliques, dont les fonctions exonératrices sont difficiles ou paresseuses. Les mucosités et la bile qui surchargent l'estomac et les intestins, sont détachées et précipitées par ces eaux qui, en outre, opèrent une dérivation salutaire. Elles guérissent aussi l'aménorrhée. les écoulements anciens, et, par l'abondante transpiration qu'elles provoquent, elles ouvrent à travers la peau une issue à beaucoup de maladies.

L'usage externe des eaux salines, stimule la peau, dissipe les douleurs rhumatismales, les ankyloses récentes, les contractures musculaires, les paralysies, etc.

Eaux salines de premier ordre.

Les eaux de cette catégorie qui tiennent le premier rang sont celles de :

Plombières,	Vosges.
Bains,	Id.
Balaruc,	Hérault.
Bourbonne,	Haute-Marne.
Luxeuil,	Haute-Saône.
Néris,	Allier.
Bagnères,	Hautes-Pyrénées.
Aix,	Bouches-du-Rhône.
Bagnols,	Orne.
Saint-Amand,	Nord.
Bourbon-Lancy,	Saône-et-Loire.
Niederbronn,	Bas-Rhin.
Saint-Gervais,	Savoie.
Carlsbad,	Bohême.
Ems,	Duché de Nassau.
Bade,	Suisse.
Bade,	Grand Duché.
Lucques,	Italie.

Eaux salines de second ordre.

Les eaux de second ordre sont celles de :
S.-Laurent-les-bains, Ardèche.

Moustier de Brian-çon,	Hautes-Alpes.
Lachaldette,	Lozère.
Barbetan,	Gers.
Lamotte,	Isère.
Dax,	Landes.
Tercis,	Id.
Pouillon,	Id.
Béchac,	Id.
Saint-Honoré,	Nièvre.
Avènes,	Hérault.
Capvernes,	Hautes-Pyrénées.
Sainte-Marie,	Id.
Syradan,	Id.
Bilazai,	Deux-Sèvres.
Barbazan,	Haute-Garonne.
Soultz-les-Bains,	Bas-Rhin.
Rosheim,	Id.
Forbach,	Moselle.
Absac,	Charente.

Joche,	Jura.
Miers,	Lot.
Bath,	Angleterre.
Sedlitz,	Bohême.
Pulna,	Id.
Tœplitz,	Id.
Wisbad,	Duché de Nassau.
Hombourg,	Francfort-sur-Mein.
Caldas,	Catalogne (Espagne).

Composition chimique. — Les eaux salines sont chaudes ou froides ; elles contiennent en dissolution :

Chlorure de sodium,
— de calcium,
— de magnesium,
Sulfate de soude,
— de magnésie,
Carbonate de chaux,
Alumine,
Silice,
Quelques traces d'iode.

L'on a aussi classé les eaux minérales d'après leur action physiologique, c'est-à-dire

d'après les effets qu'elles produisent sur le
corps humain; on leur a donné des noms
généraux qui caractérisent leurs propriétés.
Ainsi, on a qualifié de :

SÉDATIVES, les eaux salines tièdes et celles
qui sont légèrement sulfureuses ;

PURGATIVES, les eaux fortement salines ou
sulfureuses et celles qui contiennent un excès
de sous-carbonate de soude ou de magnésie ;

TONIQUES, les eaux ferrugineuses ;

EXCITANTES, les eaux fortement ferrugineuses et froides ;

TEMPÉRANTES, les eaux acidules froides et
alcalines gazeuses.

L'usage des eaux se fait de deux manières,
à l'intérieur et à l'extérieur. Prises en boisson, elles agissent d'abord sur l'estomac et
ensuite sur les intestins. Les fonctions de ces
organes sont plus ou moins modifiées ou ac-
tivées ; si l'action est forte, il y a vomisse-
ment, diarrhée ; si, au contraire, leur action
modérée se communique à la peau ou aux
reins, la transpiration s'établit, les urines

coulent en abondance. Prises en bain, douches, étuve, c'est la peau qui se trouve particulièrement influencée; il y a excitation, rougeur
de l'enveloppe cutanée; la transpiration commence, et une sueur plus ou moins abondante
lui succède, selon l'intensisé de la chaleur du
bain et l'état de la santé du sujet.

En résumé, les affections pour lesquelles
on fréquente le plus généralement les eaux
sont :

Les affections des voies digestives,

Les engorgements des viscères abdominaux,

Les maladies des voies urinaires,

Les maladies chroniques de la poitrine,

Les diverses affections chroniques de la
peau :

Les scrofules, le rachitisme, la chlorose,

Les affections nerveuses, rhumatismales,
goutteuses, etc, etc.

Les paralysies, ankyloses, tumeurs blanches, rétractions musculaires, cicatrices adhérentes, vieux ulcères, etc.

CHAPITRE VII.

Sources thermales de la Bourboule, près le Mont-Dore (Puy-de-Dôme).

Les eaux thermo-minérales du petit village de la Bourboule sont peu connues, et mériteraient cependant une renommée proportionnée aux cures merveilleuses qu'elles opèrent. Un grand nombre d'impotents et d'individus abandonnés, comme incurables, sont sortis de la Bourboule les uns entièrement débarrassés de leurs infirmités, les autres considérablement soulagés, la première année, et complétement guéris la seconde. Cette longue série de guérisons inespérées mérite d'attirer l'attention des médecins, et doit donner désormais aux eaux de la Bourboule un des premiers rangs dans les annales de la thermographie médicale. Et nous croyons être utiles à une multitude d'infirmes, qui désespèrent de leur guérison, en leur signalant ces eaux thermales comme possédant des vertus particulières, incontestables. Nous verrons tout à l'heure, d'après les observations du docteur Choussy, qu'il n'y a rien d'exagéré dans ce que nous rapportons sur leur efficacité.

BASSIN DE LA BOURBOULE.

Le petit village de la Bourboule, où sourdent les eaux thermales de ce nom, est situé au fond d'un bassin arrosé par la Dordogne. Les montagnes étagées qui forment une ceinture à ce frais vallon, en rendent le site des plus pittoresques. Partout des sommets hérissés de pins séculaires, des cimes sourcilleuses, des collines sur lesquelles se déroulent d'immenses tapis de verdure; de tous côtés des champs fertiles, de fraîches prairies, des ruisseaux, des villages dispersés çà et là au milieu de bouquets d'arbres, et plus loin un rideau de hautes montagnes, que couronne le pic de Sancy.

Le pays est fort agréable pendant la belle saison ; il offre aux baigneurs des points de vue, des tableaux variés, un air pur et des promenades champêtres très-favorables à la santé. La belle route du Mont-Dore conduit également aux bains de la Bourboule, qui n'en sont éloignés que d'une lieue et demie. Le rapprochement de ces deux localités fait, du court trajet qui les sépare, une promenade très fréquentée des baigneurs.

GÉOLOGIE.

La chaîne des Mont-Dore, dont quelques embranchements forment le val de la Bourboule, n'est qu'un groupe du système des montagnes d'Auvergne, du Cantal et de la Corrèze, qui appartiennent elles-mêmes à l'époque des soulèvements Pyrénéens.

Les Monts-Dore forment un groupe de vingt lieues de circuit environ. De tous les sommets de ce groupe, le plus élevé est le pic de Sancy, dont la hauteur est estimée à 1,800 mètres.

Les Monts-Dore, comme la plupart des montagnes du globe, sont assis sur une base granitique, qu'on aperçoit à nu dans les profondes déchirures que sillonnent les eaux torrentielles. Les roches qui composent leur masse appartiennent aux variétés basaltiques, porphyriques et feldspathiques. Dans les immenses coulées de laves, dont la couleur varie depuis le gris noir jusqu'au gris blanc, selon les mélanges et les altérations qu'elles ont subies, on rencontre empâtés, une foule de cristaux de diverse nature, tels que mica, amphiboles, quarz, fer oligiste, etc. On trouve çà et là interposés aux masses de basalte et de trachite porphyroïde, des stratifications calcaires, des sulfates de chaux, de fer, de cuivre et d'antimoine. Au milieu des roches que le temps désagrège en masses pulvéru-lentes, on reconnaît beaucoup de feldspath et une grande variété de pierres quarzeuses. Sur quelques versants, les coulées de laves revêtent des formes schisteuses et s'exfolient en lames assez minces pour servir à couvrir la toiture des maisons. Les collines de la Bour-boule sont, en partie, formées de calcaires et de granites porphyroïdes très altérés. L'œil du géologue aperçoit distinctement, dans ces montagnes, les éruptions volcaniques qui eurent lieu à diverses époques : ici les coulées basaltiques sont superposées aux assises de granite; là, d'immenses liquéfactions feldspathiques se sont refroidies sur les porphyres; plus haut, dans les couches supérieures, sont des calcaires, des gypses, des quarz rhomboïdes et géodiques; enfin des scories plus modernes se trouvent dans l'écorce des montagnes.

La flore de cette contrée pittoresque n'est pas moins variée que sa minéralogie; une immense variété de végétaux couvrent le sol et contribuent à la richesse du pays. Mais, nous ne saurions qu'effleurer les questions minéralogique et botanique, déjà traitées par plusieurs savants, et, en dernier lieu, par M. Lecoq, naturaliste distingué, auteur d'un ouvrage sur l'Auvergne qui se recommande par l'exactitude des descriptions, et surtout par sa valeur scientifique.

Analyse chimique des eaux thermales de la Bourboule.

Le village de la Bourboule possède trois sources thermales. La source principale, dite des bains, sort d'une fissure de rocher, au pied d'une montagne de granite porphyroïde. Les deux autres sources, éloignées de cinquante mètres environ de la première, sortent des flancs d'une colline tufeuse.

Analyse chimique des eaux de la source principale.

Température, 52 degrés.—Douze degrés de plus que les eaux thermales du Mont-Dore.

L'analyse chimique faite par M. Lecoq, et tout récemment par un professeur de chimie à l'école de perfectionnement de Paris, a donné les mêmes résultats, que nous transcrivons.

Sur 1,000 grammes d'eau :

Acide carbonique,	1,4402
Azote,	0,0746

Hydrochlorate de soude,	3,3660
— de magnésie,	0,1490
— de chaux,	0,0142
Bicarbonate de soude,	1,9480
— de fer,	0,0025
Sulfate de soude,	0,2646
Silice,	0,0660
Alumine,	0,0421
Hydro-sulfate de soude,	0,0014
Matière grasse,	0,0017
	7,3923

SOURCES THERMALES DU PAVILLON.

Première source (dite des fièvres).

Température : 34 degrés.

1000 grammes d'eau contiennent 4 gram. des matières suivantes :

    Chlorure de sodium,
    Bicarbonate de soude,
    Sulfate de soude,
    Sulfate de chaux,
    Silice,

Et quelques traces de Sels de fer et de matières organiques.

Deuxième source.

Température : 22 degrés.

Egalement sur 1000 grammes, l'analyse chimique a mis à sec quatre grammes
de — Chlorure de sodium,

Bicarbonate de soude,

Sulfate de soude,

Sels de chaux et de magnésie,

Quelques traces de sels ferrugineux et de matières organiques.

Il existe, ainsi que l'analyse le démontre, la plus grande analogie entre ces deux sources, qui ne diffèrent que par leur température.

Les eaux thermales de la Bourboule, de même que toutes les eaux thermales connues, s'administrent à l'extérieur et à l'intérieur, c'est-à-dire en bains et boissons. La source principale, si riche en principes minéralisateurs, alimente l'établissement des bains; les deux autres sources fournissent les eaux qui se prennent en boisson.

Les bains se donnent *chauds,* à leur température naturelle, qui est très-élevée; on en prépare aussi de *tempérés* par l'addition d'eau thermale refroidie, selon l'ordonnance du médecin directeur. La durée des bains et douches est aussi réglée par le médecin, toujours présent, depuis l'heure où commencent les bains jusqu'à celle où ils finissent, afin d'éclairer les baigneurs de ses conseils, et de leur porter secours si le cas l'exigeait.

Les maladies contre lesquelles ces eaux peuvent être employées avec succès, sont nombreuses et variées; nous ne citerons que les principales :

Maladies de peau en général;

Affections rachitiques, scrofuleuses, syphilitiques;

Goutte, rhumastismes, douleurs sourdes, exostoses;

Tumeurs blanches ou engorgements articulaires, engorgements des viscères abdominaux, chlorose, flueurs blanches, etc.;

Raideur musculaire, rétraction des membres;

Ankyloses;

Paralysies;

Blessures, cicatrices adhérentes; plaies, ulcères et autres affections cutanées, etc., etc.

Cette brochure n'étant que le canevas d'un

ouvrage plus complet, que nous publierons plus tard, nous n'entrerons point dans les détails et modifications du traitement dirigé contre ces diverses affections ; nous répéterons seulement que les eaux de la Bourboule possèdent des vertus toutes spéciales et d'une efficacité remarquable. Vingt années d'expérience ont donné au médecin, directeur de ces eaux, la certitude qu'une foule de maladies, traitées ailleurs sans succès, y ont trouvé une prompte guérison.

Des paralytiques, pouvant à peine se traîner sur deux béquilles, ont recouvré en peu de temps l'usage de leurs membres ;

Des rhumatisants et des goutteux y ont vu la fin de leurs douleurs ;

Les constitutions scrofuleuses, chlorotiques et rachitiques en retirent des effets notables.

Mais c'est surtout contre la raideur et la rétraction des membres, contre les engorgements articulaires et tumeurs blanches, ankyloses et fausses ankyloses, qu'elles sont héroïques. — Le savant docteur Rognetta regarde ces eaux comme excellentes dans toutes les affections chroniques.

Les affections cutanées, dartres, éruption miliaires, éphélides, couperoses, etc., disparaissent; les ulcères se tarissent, et les plaies de mauvaise nature se cicatrisent comme par enchantement sous l'influence de ces eaux précieuses. Nous n'osons relater, dans la crainte qu'on nous accuse d'exagération, le grand nombre de maladies chroniques, d'affections invétérées qui ont été guéries par les eaux de la Bourboule. Les cures prodigieuses qui s'y opèrent chaque année ont donné à ces eaux une célébrité justement méritée. Il n'est pas de village, de hameau, à vingt lieues à la ronde, qui n'aient à proclamer quelques cas de guérison inespérée. Malheureusement pour les infirmes des pays éloignés, le modeste établissement thermal, dû au zèle philanthropique du docteur Choussy, n'est parfaitement connu que des départements voisins. A l'époque où nous vivons, c'est la publicité en grand qui fait les renommées, qui amène, chaque année, dans tel ou tel établissement thermal, une multitude de baigneurs; sans elle les choses les plus utiles languissent ignorées. La publicité n'a jamais été exploitée pour les eaux de la Bourboule, et cependant une foule d'impotents y arrivent chaque année et s'en retournent en proclamant les bienfaits qu'ils en ont obtenus. Cette foule, qui s'accroît chaque année, témoigne mieux que les annonces de journaux, de la haute efficacité de ces thermes, et fait pressentir que le jour n'est pas éloigné où une société de capitalistes y viendra fonder un vaste établissement. Alors les bains de la Bourboule rivaliseront avec ceux qui jouissent aujourd'hui de la plus haute renommée. Le gouvernement, qui ne laisse jamais échapper l'occasion de prouver sa sollicitude à l'armée, ne tardera pas à y envoyer les soldats impotents qui n'ont trouvé aucun soulagement dans les établissements thermaux militaires, et aura la douce satisfaction d'y voir s'opérer chaque année des cures inespérées.

Parmi les milliers d'observations de maladies guéries à la Bourboule, et recueillies par le docteur Choussy, nous en extrairons quelques-unes au hasard; elles méritent d'être lues, et prouvent, d'une manière irrécusable, les prodigieuses vertus de ces thermes.

CHAPITRE VIII.

Observations tirées du journal du docteur Choussy directeur des eaux de la Bourboule

PREMIÈRE OBSERVATION.

DARTRE MILIAIRE QUI AVAIT RÉSISTÉ PENDANT SEPT ANS A TOUS LES TRAITEMENTS DIRIGÉS CONTRE ELLE.

Joseph C..., âgé de huit ans, avait gagné de sa nourrice une dartre miliaire qui, en peu de temps, s'étendit sur une grande surface de la peau. Ses parents épuisèrent pendant sept ans tous les moyens et traitements thérapeutiques, sans le moindre succès. Voyant leurs efforts inutiles, ils se décidèrent à l'envoyer aux eaux de la Bourboule. Lorsque je visitai cet enfant, je lui trouvai le corps presqu'entièrement couvert de petits boutons, laissant suinter une humeur ichoreuse, et occasionnant

un prurit si violent que le pauvre petit malade
en avait perdu le sommeil. Son visage pâle,
décharné, et ses yeux ternes accusaient une
vive souffrance. Au deuxième bain, la dé-
mangeaison insupportable qui le dévorait perdit de sa violence. Au quatrième bain, l'enfant
goûta un peu de repos. Au septième, les boutons se détergèrent et leur nombre diminua.
Enfin, du douzième au quinzième bain, ils
disparurent entièrement. La peau nettoyée,
reprit sa souplesse et sa fraicheur; l'incarnat
de la santé reparut sur le visage de l'enfant,
qui rentra dans sa famille parfaitement guéri.

DEUXIÈME OBSERVATION.

LOMBAGO CHRONIQUE.

Jacques Leguay, cultivateur, âgé de 26 ans,
était, depuis trois ans, atteint d'un lombago
qui, non-seulement ne lui permettait plus
de se baisser, mais qui le mettait dans l'impossibilité d'exécuter aucun mouvement sans
éprouver d'affreuses douleurs. Depuis longtemps Jacques était incapable de se livrer
aux travaux des champs; il marchait à moitié
courbé, et ne pouvait rester plus d'un quart-

d'heure sur ses jambes sans se reposer. Il arriva à la Bourboule appuyé sur un bâton et marchant comme quelqu'un qui est éreinté. Après quinze douches à la température de 42 degrés, Jacques Legay en partit, à pied, parfaitement droit et valide, pour se rendre à son village, situé à quatre lieues de distance. Je voulus lui objecter que le trajet à parcourir était long et qu'il ne fallait point se fatiguer dans la crainte d'une rechûte. Il me répondit qu'il ne souffrait plus des reins, qu'il se sentait assez fort pour faire la route; et me quitta en m'exprimant sa reconnaissance des soins que je lui avais donnés.

TROISIÈME OBSERVATION.

DARTRE VÉNÉRIENNE.

Madame F..., âgée de 45 ans, d'un tempérament nerveux, fut envoyée par son médecin aux eaux de la Bourboule. Cette dame, affligée de pustules et d'ulcères vénériens, avait déjà fait un traitement mercuriel sans le moindre succès. Plus tard, il lui survint au front, sur les épaules et sur les deux bras des plaques dartreuses, de couleur cuivrée. Ces taches

offraient cela de particulier qu'elles se couvraient d'une infinité de petits boutons, qui
s'affaissaient et disparaissaient au bout de
quelques jours, laissant des écailles furfura-
cées accompagnées de vives démangeaisons.

Arrivée à la Bourboule, Mme F... fut sou-
mise pendant vingt-cinq jours à un système
de douches et de bains qui amenèrent d'excellents résultats. Elle prenait, en outre,
chaque jour trois ou quatre verres de la fontaine dite des fièvres et s'en trouvait fort bien.

Madame F.... partit le vingt-sixième jour
de la Bourboule, n'éprouvant plus aucune dé-
mangeaison; les ulcères étaient presque fermés, les taches effacées, et si la guérison ne
pouvait être complète en si peu de temps, il y
avait au moins une amélioration très-consi-
dérable.

La même dame étant revenue prendre les
eaux l'année suivante, s'en retourna au bout
de vingt-deux jours, radicalement guérie.

QUATRIEME OBSERVATION.

EXOSTOSE VÉNÉRIENNE.

Isabelle Telle, âgée de 34 ans, d'une bonne

constitution, habitant le département de la
Corrèze, prit, en 1847, un nourrisson né de
parents infectés du virus syphilitique. Après
un mois d'allaitement, l'infection gagna la
nourrice et se manifesta autour des mamelons
sous forme de chancres. L'enfant mourut à
cinq mois la bouche ulcérée et le corps presqu'entièrement couvert de pustules et d'é-
phélides syphilitiques. Isabelle ne tarda point
à être atteinte d'ulcères à la gorge et de
pustules vénériennes sur diverses parties du
corps. Alarmée de ces symptômes, elle alla
consulter un médecin, qui lui déclara qu'elle
offrait tous les signes d'une infection générale et la mit au traitement mercuriel. Ce
traitement, loin d'arrêter les progrès de la
maladie, ne fit que les augmenter. Bientôt
Isabelle éprouva d'affreuses douleurs dans
les membres; elle abandonna le traitement
mercuriel et eut recours aux sudorifiques.
Mais n'obtenant aucune amélioration, elle se
se décida à venir aux eaux de la Bourboule.

Lorsque je la vis pour la première fois, Isabelle Telle était en proie à des douleurs noc-
turnes très-vives; les tibias, exostosés, dans

leur moitié supérieure, présentaient une aug-
mentation d'un quart en sus de leur grosseur
naturelle. Les clavicules et le sternum se
trouvaient dans le même cas ; les poignets et
les pieds participaient au gonflement et étaient
très douloureux. Après avoir pris dix bains et
autant de douches à la température de 30 degrés, et progressivement augmentés jusqu'à
40, les douleurs ostéocopes éprouvèrent un
amendement notable ; quelques minoratifs et
trois verres d'eau de la fontaine des fièvres,
pris chaque matin, furent les seuls remèdes
administrés à la malade pendant les vingt-
cinq jours qu'elle passa à la Bourboule.
L'ayant explorée la veille de son départ, je
trouvai la peau moite et souple ; plus de douleurs dans les jambes, les exostoses s'étaient
affaissés ; les articulations jouaient librement,
sans aucune gêne : on pouvait espérer une
guérison complète.

Deux années plus tard, j'appris qu'Isabelle
Telle, mariée depuis quinze mois, était mère
d'un bel enfant ; qu'elle jouissait d'une très-
bonne santé, et se rappelait à peine ses
anciennes douleurs.

CINQUIÈME OBSERVATION.

TUMEUR BLANCHE DU GENOU DROIT.

François Rouel, âgé de 18 ans, fit une chute sur le genou droit; de vives douleurs se développèrent dans l'articulation; un médecin consulté ordonna des cataplasmes émollients et le repos. Rentré chez lui, mais ne pouvant interrompre ses travaux d'agriculture, Rouel continua de marcher; mais le mal fit des progrès rapides, et le genou arriva en peu de jour à un gonflement énorme. Ce fut à cette époque de la maladie qu'il se rendit aux eaux de la Bourboule.

L'exploration du genou me fit découvrir, près du condyle interne, une grosseur oblongue de deux pouces environ; la partie antérieure du genou était lisse, tendue, et la rotule paraissait soudée à l'articulation, qui avait perdu tous ses mouvements. La jambe conservait une extension permanente; Rouel ne pouvait monter les escaliers qu'en commençant par la jambe saine et traînait l'autre comme si elle eût été paralysée. La douche dans le bain lui fut administrée et commença par être un peu douloureuse; mais à la cinquième douche, le malade éprouva une amélioration sensible. Vers la dixième, le gonflement avait diminué, les mouvements de flexion s'exécutaient assez librement; François Rouel pouvait se promener sur un terrain plat. A la quinzième douche, là tumeur s'était presqu'entièrement fondue; la rotule jouait facilement sous la peau, et la progression n'éprouvait plus de géne. Le vingt-cinquième jour après son arrivée, François Rouel partit à pied de la Bourboule, parfaitement guéri.

SIXIÈME OBSERVATION.

CARIE SCROFULEUSE DE L'ARTICULATION DES DEUX POIGNETS.

Mademoiselle Julie S...., âgée de 18 ans, née de parents scrofuleux, éprouva en pension, à l'âge de treize ans, une douleur assez vive, qui céda aux applications de sangsues et de cataplasmes émollients. A 17 ans, époque où la pubbrté se déclara, les poignets se tuméfièrent de nouveau et devinrent si douloureux, que Mlle Julie fut forcée de quitter la pension et de se confier aux soins d'un

médecin éclairé. Divers moyens curatifs fu‑
rent employés sans succès. La puberté ne
marchait que difficilement, et une dysménor‑
rhée vint aggraver l'affection scrofuleuse des
poignets. D'après les conseils du médecin, les
parents de Mlle Julie l'envoyèrent à la Bour‑
boule pour y faire usage des eaux.

Cette jeune demoiselle présentait à son ar‑
rivée, plusieurs plaies fistuleuses aux deux
poignets, avec impossibilité de pouvoir exé‑
cuter aucun mouvement de flexion ni d'ex‑
tension. Tous les os carpiens du poignet droit
étaient gonflés, et plusieurs, atteints de carie,
fournissaient aux ulcères un ichor fétide et
noirâtre ; les désordres étaient si grands que
je dus extraire quatre os ou fragments d'os de
l'articulation.

Contre une affection si grave je craignis
un moment l'insuffisance des eaux thermales;
mais quelles furent ma surprise et ma joie de
voir, après six bains et autant de douches,
une amélioration aussi rapide qu'inespérée.
Les ulcères s'étaient détergés, les doigts re‑
prenaient leurs mouvements, et la malade
put écrire une lettre à sa mère pour lui ap‑

prendre cette heureuse nouvelle. Vingt-cinq jours après, Mlle Julie partit de la Bourboule presque guérie, pour rentrer dans sa famille. L'année suivante, elle y revint pour suivre le même traitement qui lui avait si bien réussi et eut le bonheur de s'en retourner complétement guérie. Aujourd'hui cette demoiselle se porte à merveille, et il ne lui reste de sa grave affection qu'une légère déformation du poignet droit et quelques cicatrices.

SEPTIÈME OBSERVATION.

TUMEUR BLANCHE ET ANKYLOSE DU GENOU GAUCHE.

Pierre Mignot, âgé de 14 ans, habitant Orcival, département du Puy-de-Dôme, ressentait depuis deux ans des douleurs sourdes et parfois lancinantes dans le genou gauche. Les parents, peu aisés, ne tinrent pas compte des plaintes de cet enfant et continuèrent à lui faire garder les vaches dans les montagnes. Le pauvre garçon vit, en peu de temps, son genou s'enfler considérablement. Le jour vint où il ne lui fut plus possible de garder les vaches ; on fut même obligé de le mettre sur un cheval pour le reconduire chez ses parents.

Envoyé aux eaux de la Bourbonle, Pierre Mignot offrait l'articulation du genou tendue et fort douloureuse; le gonflement énorme donnait au genou gauche quinze pouces de circonférence, tandis que le droit n'en avait que huit. La jambe malade se trouvait dans un état de maigreur extrême, et le genou dans une flexion permanente. Le visage pâle et bouffi exprimait tantôt l'indifférence, et tantôt la tristesse, la douleur. Soumis au système des douches, à la température de 40 degrés, Mignot reçut les premières avec répugnance, à cause des vives douleurs qu'elles lui occasionnaient. Je supprimai la douche et la remplaçai par le bain. Je fis en même temps frictionner l'articulation malade avec la pommade mercurielle. Quelques jours après, on le remit à l'usage de la douche pendant vingt minutes, à la suite de laquelle il restait dix autres minutes dans le bain. Pierre buvait, en outre, tous les matins, trois verres de la fontaine dite des fièvres. Après vingt-cinq jours de ce traitement, la tumeur se ramollit, le gonflement s'affaissa, l'articulation reprit peu

à peu ses mouvements, et le malade était en
bonne voie de guérison lorsqu'il quitta les
thermes de la Bourboule, vingt-sept jours
après son arrivée.

HUITIÈME OBSERVATION.

ENGORGEMENT DES VISCÈRES ABDOMINAUX.

Pétronille Rostoir, âgée de 45 ans et mère
de sept enfants, arriva aux eaux de la Bourboule éprouvant des douleurs intolérables
dans la région abdominale. Elle était pâle et
maigre, avait le ventre ballonné et ne pouvait
presque plus digérer le peu d'aliments qu'elle
prenait. Dès le lendemain de son arrivée,
j'ordonnai une légère douche en arrosoir sur
le ventre et un bain à la température de
36 degrés, de plus trois verres d'eau de la
source des fièvres. Cinq jours de ce traitement
rendirent aux membres leur souplesse; le
ballonnement diminua, la langue perdit sa
vive rougeur, l'appétit revint; et la malade,
qui, depuis six mois, ne pouvait faire un pas
sans éprouver de poignantes douleurs, parut
disposée à faire une petite promenade. Au
quinzième bain, le ventre, tout à fait affaissé,

était revenu à son volume naturel ; les douleurs s'étaient évanouies pour toujours.

Pétronille Rostoir, satisfaite de son état présent et se croyant guérie, voulut s'en retourner dans ses foyers. Elle partit donc de la Bourboule, après y avoir fait un séjour de trois semaines, et j'ai su depuis qu'elle continuait à jouir d'une bonne santé.

NEUVIÈME OBSERVATION.

ANKYLOSE DES ARTICULATIONS SCAPULO-HUMÉRALE ET HUMÉRO-CUBITALE.

M. Col, âgé de 36 ans, entrepreneur de travaux, ayant entendu vanter les vertus des eaux de la Bourboule, contre les affections articulaires, demanda conseil à son médecin qui l'engagea beaucoup à en faire usage. Lorsque M. Col se présenta dans notre établissement, je lui trouvai le bras droit collé au tronc et les deux articulations de l'épaule et du coude ankylosées. L'exploration du bras me fit reconnaître une ancienne fracture comminutive de l'humérus, dans son tiers inférieur. On pouvait croire que l'ankylose de l'épaule était due au long repos de cette arti-

culation ; l'ankylose du coude résultait de
nombreux abcès fistuleux dont le coude était
le siége. M. Col fut soumis, dès le jour de son
arrivée, au système des douches en arrosoir
durant quinze minutes ; après la douche, un
bain de cinq minutes seulement, à la température de 40 degrés.

Le premier jour, des sueurs abondantes se
déclarèrent. Le lendemain, douche et bain
de dix minutes ; même résultat que la veille :
la soif se fait sentir, le malade est très-altéré.
Pendant la nuit, des douleurs lancinantes se
réveillent dans l'articulation du coude. Le
troisième jour, bain et douche de dix-huit
minutes : sueurs générales très-abondantes
avec soif et constipation. De la bierre coupée
d'eau lui est ordonnée pour boisson. — Le
soir, quelques élancements dans l'articulation
du coude cèdent ausssitôt à l'immersion du
bras dans l'eau thermale à 40 degrés. — La
nuit, sommeil profond et tranquille. — Le
matin, le malade se lève et croit pouvoir se
servir de son bras; son espoir est déçu, il est
encore obligé d'avoir recours à un aide pour
s'habiller. Les jours suivants, sous l'influence

les bains, les fonctions se rétablissent, un sommeil paisible répare ses forces. Du dixième au quinzième jour, les douches produisent un changement notable dans les articulations ankylosées. Les mouvements, quoique très-faibles, semblent se rétablir; le bras peut s'écarter du corps, et le malade essaie, de temps en temps, de mouvoir son bras, sans percevoir de trop vives douleurs. Cependant la joie de recouvrer l'usage d'un bras perdu depuis longtemps l'emporte sur la douleur que réveillent les mouvements; M. Col jette son écharpe et va se promener pendant plus de deux heures. Au retour de la promenade, je l'invitai à reprendre son écharpe; il me répondit qu'elle lui était désormais inutile. Vers le vingtième jour du traitement, le malade s'habillait seul, à l'exception de sa cravate, qu'il ne pouvait mettre qu'avec difficulté. Au vingt-cinquième jour, les mouvements d'abduction et d'extension sont en partie rétablis. Le bras se meut avec assez de facilité et sans aucune douleur.

La veille de son départ de la Bourboule, M. Col se servit à dîner de son couteau et de

9

sa fourchette : il était dans un état de joie inexprimable.

J'ai appris depuis que M. Col se faisait la barbe aussi bien de la main droite que de la main gauche. Cette nouvelle m'a confirmé sa guérison complète.

DIXIÈME OBSERVATION.

PARALYSIE DES MEMBRES INFÉRIEURS AVEC PLAIES FISTULEUSES.

Thérèse Gautier, âgée de 15 ans, bien constituée, fut transportée aux thermes de la Bourboule dans un état de paralysie complète des extrémités inférieures. La jambe droite présentait, en outre, plusieurs plaies fistuleuses autour de l'articulation fémoro-tibiale. Thérèse fut portée pendant vingt jours sous la douche, et, immédiatement après l'avoir reçue, on la plongeait dans un bain de 40 degrés, où elle buvait un verre d'eau de la source des fièvres. Ramenée dans son lit, on lui faisait encore boire deux verres de la même eau, puis elle s'endormait. Pendant son sommeil, des sueurs abondantes avaient lieu sur toute la surface du corps. Vers le vingtième jour, la paralysie sembla céder; les jambes recouvrèrent quelques mouvements. Les plaies étaient presque taries, tout le reste du corps participait à cette amélioration de la santé.

Thérèse voulut suspendre le traitement thermal pendant quelques semaines, qu'elle passa à la Bourboule, en attendant la seconde saison. Cette époque arrivée, elle recommença à faire usage des douches et bains, toujours à la température de 40 degrés. Les eaux à l'intérieur ne furent pas négligées. Dans l'espace de dix-huit jours que dura cette seconde saison, les jambes retrouvèrent, en partie, leurs mouvements, et la malade pouvait marcher en s'appuyant sur une béquille.

Revenue à la Bourboule l'année suivante, Thérèse Gautier suivit exactement le même traitement, à l'exception de la douche dont le volume et la durée furent augmentés. Vingt jours suffirent cette fois, pour rappeler les mouvements et la vie dans les jambes de la paralytique, qui, pleine de joie, jeta sa béquille et marcha seule d'un pas assuré. Ce retour de la vie et du mouvement dans des membres perclus depuis tant d'années, fit grande impression sur tous les baigneurs de la Bourboule.

Thérèse Gautier vint me remercier des soins que je lui avais donnés et s'en retourna au sein de sa famille, qui regarda cette cure comme miraculeuse. J'ai su, deux années plus tard, que cette jeune personne jouissait toujours d'une parfaite santé et qu'elle s'était mariée.

Devant cette série d'observations qui ne sont qu'une feuille du journal où le docteur Choussy consigne, chaque année, les cas nombreux de guérison dont il est témoin, il est impossible de douter de la puissante action et des vertus spécifiques des eaux thermales de la Bourboule, contre beaucoup de maladies, et particulièrement contre celles que nous venons de décrire. Cette spécificité est parfaitement connue des médecins du département, et MM. les docteurs Bertrand, père et fils, inspecteurs des thermes du Mont-Dore, praticiens aussi habiles qu'éclairés, renvoient très-souvent à la Bourboule les personnes, que leur inexpérience des propriétés médicales, des eaux minérales avaient amenées au Mont-Dore. Nous croyons donc, d'après les nombreuses guérisons qui s'y renouvellent chaque année, que les eaux de la Bourboule doivent désormais prendre rang à côté des eaux thermales les plus renommées.

EAUX MINÉRALES ARTIFICIELLES.

La chimie moderne, à qui rien n'est impossible, après avoir analysé toutes les eaux minérales connues, est parvenue à composer sur place, des eaux minérales parfaitement semblables et qui ne le cèdent en rien aux eaux prises à la source même. On pourrait ajouter que, dans certains cas, les eaux artificielles sont préférables aux naturelles, dans ce sens que le chimiste peut les graduer à volonté, c'est-à-dire augmenter ou diminuer leur force, leur action, selon la susceptibilité nerveuse de l'individu qui doit en faire usage. D'un autre côté, la saison des eaux ne dure que trois à quatre mois de l'année ; cette époque passée, il n'est plus possible de prendre les eaux minérales naturelles, tandis qu'on peut user, n'importe en quel mois de l'année, des eaux artificielles.

Les eaux minérales artificielles qui se fabriquent le plus généralement, sont celles de

Baréges, du Mont-Dore, de Vichy, Plombiè-
res, Néris, Bourbonne, Luxeuil, Balaruc, Spa,
Seltz, Sedlitz, Pulna, etc.

Les eaux salines, purgatives, ferrugineuses
et acidules, sont imitées avec une perfection
notable. Tout le monde sait que l'eau de Barèges artificielle ne le cède en rien à l'eau de
Barèges naturelle.

Les bains d'eaux minérales artificielles sont
très-hygiéniques pour certains individus ; ils
conviennent particulièrement aux tempéraments lymphatiques et aux constitutions que
les bains chauds affaiblissent. Une livre de
sel commun dissous dans un bain d'eau simple s'oppose aux effets débilitants du bain
chaud.

Mais il faut le dire, les bains minéraux naturels ont un double avantage sur les artificiels : d'abord, celui du voyage, de la distrac-
tion et du changement d'air ; ensuite, la série
non interrompue de bains pendant toute la
saison. Car, il est d'usage dans les établissements thermaux, de prendre un bain chaque
jour, sans interruption, jusqu'à quinze ou
vingt, tandis que les personnes à qui l'on

prescrit les bains minéraux artificiels, n'en prennent que tous les deux ou trois jours, ce qui doit évidemment rendre la médication languissante. Il est à présumer que si les bains artificiels se prenaient avec la même ponctualité que les naturels, on en retirerait d'aussi notables effets.

Parmi les eaux minérales artificielles, les ferrugineuses et les acidules sont celles qu'on prescrit le plus fréquemment en boisson. L'art est parvenu à imiter, avec une telle précision, les eaux de ces deux catégories, et les a rendues si agréables à boire, qu'elles sont généralement préférées.

Les eaux acidules artificielles sont désormais reconnues supérieures aux eaux acidules naturelles, lorsque celles-ci ne sont point bues à la source même. En effet, l'eau de Seltz qu'on exporte au loin, éprouve toujours une altération marquée dans sa composition, par la perte d'une partie du gaz acide carbonique qu'elle contenait à la source; tandis que l'eau de Seltz artificielle récemment sortie du laboratoire, contient la proportion de gaz dans son entier.

Déjà depuis longtemps les eaux naturelles ne peuvent plus rivaliser avec les artificielles, et, tandis que l'usage des premières se restreint chaque jour, la consommation des secondes s'accroît et se popularise de plus en plus.

L'eau de Seltz bien préparée doit contenir cinq fois son volume d'acide carbonique ; elle se boit pure ou avec du vin ; coupée avec un peu de bon vin blanc, elle compose une boisson aussi agréable que salutaire.

CHAPITRE IX.

Instruction sommaire sur la manière de prendre les bains thermaux, et description des phénomènes auxquels ils donnent lieu.

Les eaux thermales sont administrées en bains, douches et boissons. Les bains se prennent chauds ou tempérés, selon l'ordonnance du médecin. Les bains tempérés se préparent avec une quantité indéterminée d'eau thermale refroidie qu'on mélange à l'eau thermale sortant de la source. Ces bains conviennent particulièrement aux sujets nerveux, excitables, et aux organisations sèches et bilieuses. La durée du bain chaud varie de 10 à 15 minutes, 20 au plus, selon l'âge, le tempérament

10

et l'état de santé ou de maladie du baigneur.

Action des thermes sur l'économie. Phénomènes primitifs. — Pendant les premiers instants de l'immersion, le pouls se concentre, on éprouve une gêne plus ou moins incommode de la respiration ; mais, au bout de quelques minutes, la circulation reprend son cours, s'accélère et le pouls dilaté bat avec force. Bientôt les mouvements respiratoires sont plus rapprochés, la face se colore et ruissèle de sueur, les yeux s'injectent, les lèvres se gonflent, la tête s'alourdit ; alors on doit, sans délai, sortir du bain, car, en y restant plus longtemps, on courrait les risques d'une congestion.

Ces phénomènes, qui varient d'intensité selon l'âge, le sexe, le tempérament et l'excitabilité nerveuse du sujet, s'observent constamment. C'est pour cela qu'il est expressément recommandé aux personnes sèches et nerveuses de ne prendre ces bains que de courte durée. Les personnes à fibres molles, de constitution lymphatique, ou avancées en âge, supportent au contraire de longues immersions sans en être incommodées.

Phénomènes consécutifs. — A sa sortie du bain, le sujet offre une coloration rouge plus ou moins vive de la peau; la sueur sort en goutelettes et ruissèle ; sa tête est un peu embarrassée, et quelquefois il chancèle sur ses jambes. Transporté dans son lit, il éprouve une détente générale; la circulation reprend son type accoutumé; le pouls, quoique large, n'a plus la même force ; la respiration n'est plus gênée ; une chaleur halitueuse, qu'accompagne une abondante transpiration, s'établit sur toute la surface du corps, et le bien-être ressenti par le baigneur, le dispose doucement au sommeil.

DE LA DOUCHE,

de son mode d'action et des changements qu'elle opère dans les tissus.

On a donné le nom de douche à une colonne d'eau de 5 à 10 lignes de diamètre, tombant d'une hauteur de 5 à 6 pieds. Toutes les parties du corps, le ventre excepté, peuvent être exposées à l'action de la douche. Sa durée varie de 10 à 20 minutes; l'expérience a appris qu'une douche plus longtemps prolongée, non seulement ne produirait plus les effets désirés, mais qu'elle donnerait des résultats contraires. La douche peut se prendre avec ou sans bain; dans le premier cas, elle doit toujours précéder l'immersion du corps. La douche thermale agit triplement : 1° par le calorique, 2° par le poids de la colonne d'eau, qui produit un ébranlement dans les tissus, 3° par les gaz, sels et autres substances que l'eau tient en dissolution.

Ces trois forces, agissant simultanément, portent leur énergique excitation sur le lacis vasculaire et nerveux cutané, augmentent la force de la circulation capillaire ainsi que la chaleur locale, et modifient la vitalité de la peau et des tissus sous-jacents.

Après ces premiers phénomènes, l'action spéciale de la douche accroît les sécrétions et excrétions cutanées, et favorise la résorption interstitielle. Alors les vaisseaux blancs engorgés se désobstruent, la circulation normale se rétablit dans les vaisseaux microscopiques; les fluides arrêtés ou retardés reprennent leur cours naturel, les principes morbides sont expulsés par les sueurs, et, plus tard, sous la puissante activité des fonctions sécrétoire et résorbante, les tumeurs et engorgements s'affaissent, les plaies, les ulcères, se cicatrisent, et les douleurs disparaissent.

Epoque et durée de la saison des bains. — L'époque de l'année où s'ouvrent les établissements d'eaux minérales et thermales, varie selon la température des localités. Dans les contrées chaudes, les établissements s'ouvrent au commencement de mai, et finissent en octobre. Dans les contrées plus froides, ce n'est guère qu'en juin qu'ils s'ouvrent pour se fermer vers la fin de septembre. L'époque des bains se compose de deux saisons. Les baigneurs qui passent les deux saisons aux bains, se reposent quinze à vingt jours après la première saison, et ne commencent la deuxième qu'autant qu'ils n'éprouvent aucune fatigue ni aucun symptôme contre-indiquant les bains.

Régime pendant la saison des eaux. — Les baigneurs doivent éviter tout excès dans le boire, le manger et les différents plaisirs sensuels. L'intempérance leur serait d'autant

plus nuisible que l'excitation et les autres
phénomènes dont nous venons de parler,
sont plus développés, plus intenses. Ainsi, la
sobriété dans les plaisirs, une vie douce et
régulière, la tranquillité morale, sont des conditions indispensables aux bons effets qu'on
doit retirer des bains thermaux.

Les eaux minérales et thermales les plus
fréquentées, se trouvent en France, en Italie,
en Suisse et en Allemagne. Ce sont de véritables lieux de plaisance où, pendant la saison
des bains, afflue une foule de personnes de
tout sexe, de tout âge et de toute condition.
Les unes y viennent chercher la santé, les
autres le plaisir. Le voyage qu'il faut faire
pour se rendre à ces établissements ; le séjour
à la campagne, l'air pur qu'on y respire, les
sites pittoresques, les délicieuses promenades
sur les côteaux et dans les vallées, les cercles
aimables, les distractions, les amusements
nombreux et variés impriment aux fonctions
organiques une activité très favorable à la
santé du corps et de l'âme. Là, on oublie les
affaires, les soucis de la vie du monde, pour
se livrer aux plaisirs de la campagne ; là, on

entend le chant des oiseaux, le frolement des
brises à travers le feuillage et le doux mur-
mure des ruisseaux; on jouit du spectacle
d'un magnifique lever de soleil , d'une tiède
soirée , d'une nuit calme et embaumée de
parfums. Alors les heures s'enfuient douces
et légères, les journées se succèdent rapidement au milieu des impressions délicieuses
que fait naître une belle nature. Ce sont
toutes ces circonstances réunies qui font recommander par l'hygiène et la médecine le
voyage aux eaux minérales. Aussi voit-on le
plus grand nombre des baigneurs, qui étaient
arrivés pâles, maigres, taciturnes, s'en retourner, à la fin de la saison, gras, frais, contents,
et se promettant bien d'y revenir.

CHAPITRE X.

Bains romains.

Les Romains déployèrent un grand luxe
dans la construction de leurs bains publics.
Ils en multiplièrent le nombre de manière
que chaque quartier, chaque rue, en possédât
au moins un. L'étendue de ces édifices était
si considérable, que l'historien A. Marcellin
les compare à des villages, à des villes. On y
voyait des rues, des jardins, des places, des
portiques, où s'exerçaient les athlètes ; des
jeux de boules, de paume, de ballons ; des
bibliothèques, des étangs d'eau vive, d'im-

menses avenues d'arbres, des bosquets, des terrasses et une si prodigieuse quantité de corps de bâtiment, d'appartements et de corridors, qu'il fallait avoir une longue habitude pour ne point s'y perdre.

Les plus considérables, comme aussi les plus magnifiques de ces édifices, étaient les Bains de Caracalla, d'Agrippine, d'Hadrien et de Dioclétien. Ces derniers contenaient trois mille baignoires et trois vastes piscines dans lesquelles on pouvait nager. On peut se figurer l'immense étendue de ces derniers par le nombre des ouvriers qui y travaillèrent pendant cinq ans : l'historien Baronnius en porte le nombre à quarante mille.

Le bâtiment propre aux bains se divisait en huit pièces : 1º l'*Aquarium*, salle au milieu de laquelle était creusé un vaste bassin alimenté d'eau par divers canaux ; 2º *Vasarium*, autre salle contenant plusieurs vases d'airain de large dimension et remplis d'eau à diverses températures : 3º *Caldarium vel Laconicum*, salle voûtée ou étuve sèche ; 4º *Tepidarium vel Vaporarium*, ou étuve humide ; 5º *Hypocaustrum*, vaste four dont la voûte s'étendait sous le dallage des étuves; 6º *Frigidarium*, local destiné aux aspersions et ablutions froides; 7º *Elæothesium*, salle où se pratiquaient le massage et les onctions d'huile naturelle et parfumée; 8º enfin l'*Apodytherium*, ou salle servant de vestiaire. De nombreux conduits distribuaient la chaleur dans l'étuve sèche, tandis que d'autres lançaient la vapeur aqueuse dans l'étuve humide. Quelques établissements possédaient un plancher de marbre sur lequel on jetait de l'eau lorsque les dalles avaient été chauffées jusqu'à l'incandescence. Ce mode de produire la vapeur humide est celui dont se servent encore les Russes, à quelque différence près. La voûte des étuves était percée de deux ouvertures, dont l'une, vitrée, laissait passer la lumière, et l'autre, fermée par un bouclier d'airain qu'on soulevait à volonté, laissait échapper l'excès de calorique et renouvelait l'air de l'étuve.

Les Romains entraient d'abord soit dans l'étuve sèche, soit dans l'étuve humide, où ils restaient de cinq à huit minutes, et en sortaient pour entrer dans le *tepidarium* où ils se faisaient asperger d'eau chaude, tiède ou froide,

selon les goûts. Quelques uns se plongeaient
dans des bassins d'eau tiède, d'autres quit-
taient l'étuve pour se rendre au *frigidarium*,
où ils étaient arrosés d'eau froide. Dans le
nombre des baigneurs, on en voyait qui, dé-
daignant l'aspersion froide, couraient tout en
sueur se précipiter dans la *piscina naturalis*,
vaste bassin d'eau froide, où ils nageaient
quelques instants et en sortaient pour rentrer
dans l'étuve. La piscine des Bains de Dioclétien était revêtue de marbres, et son immense
circonférence permettait à cent baigneurs d'y
nager à leur aise. Le bain terminé, chaque
baigneur passait dans la salle aux onctions,
où il se faisait frictionner, et de là au vestiaire
pour reprendre ses vêtements.

Les voûtes des différentes salles de bains,
véritables chefs-d'œuvre d'architecture, s'ap-
puyaient sur des colonnes d'ordre ionique. De
riches mosaïques couvraient le sol. Les murs
étaient partout festonnés de délicates scul-
ptures et tapissés de peintures magnifiques.
Une profusion de statues et de reliefs décoraient le vestiaire et les vestibules. On jugera
de la richesse et de la valeur des pièces qui

décoraient les thermes romains par ce passage de Pline : « On avait, raconte-t-il, placé dans les thermes d'Agrippa la statue d'un baigneur qui se frottait avec la *strigille*. Cette statue, due au ciseau de Lysippe, était d'un si beau travail, que l'empereur Tibère, la jugeant supérieure à toutes celles qui existaient dans Rome, la fit transporter dans sa chambre à coucher. Mais le peuple, ne pouvant supporter cette privation, s'ameuta et força Tibère à la faire remettre à son ancienne place.

Les baignoires, vases, ustensiles et autres objets propres aux bains répondaient à cette magnificence. Les baignoires étaient en marbre précieux, en granite égyptien, en porphyre, etc. Il y en avait de fixes et de mobiles. Parmi ces dernières, plusieurs se trouvaient suspendues à des chaînes, de telle sorte qu'en leur imprimant une impulsion, le baigneur y était balancé comme dans une escarpolette.

Une foule d'esclaves étaient attachés au service des bains. Parmi eux, on comptait les *Aquarii*, qui distribuaient les eaux; *Fornicatores*, esclaves employés à chauffer l'*hypocaustrum; Iatraliptes,* ayant fonction d'essuyer

avec des peaux de cygne; *Fricatores*, ou fric-
tionneurs, dont le soin était de frictionner le
corps du baigneur et de le gratter avec des
strigiles; *Tractatores*, espèce de *masseurs* qui
pétrissaient les muscles, tiraient et faisaient
craquer les articulations; *Alipilarii* ou épi-
leurs, dont l'adresse était merveilleuse pour
arracher les poils sans douleur; *Dropacistes*,
nettoyeurs de cors et de durillons; *Unctores*,
esclaves chargés de verser des parfums et des
essences sur le corps de celui qui sortait du
bain, et de l'onctionner d'huile et de graisse ;
Paraliltres ou nettoyeurs et nettoyeuses des
diverses ouvertures du corps ; *Picatrices* ou
peigneurs qui étaient chargés de peigner, de
parfumer les cheveux et la barbe.

L'ouverture des bains publics était annon-
cée au son d'un timbre ou espèce de cloche.
Le peuple y accourait en foule pour s'y exercer aux jeux et y réparer ses forces épuisées.
Sous les portiques, sur les places, dans les
avenues et les salles dépendant des bains, on
entendait des chanteurs, des musiciens, des
rhéteurs, des poètes, etc.; on y vendait aussi
une grande variété d'objets d'art et de toilette.

C'était comme un immense bazar où chacun venait chercher des distractions.

Le gouvernement allouait des sommes considérables à l'entretien des bains publics. Le prix ne dépassait jamais un *quadrans* (2 centimes). Les soldats et les pauvres pouvaient entrer gratis dans les bains que les empereurs entretenaient à leurs frais. Là, cessait toute distinction entre le peuple et l'aristocratie : Titus, Adrien, Marc Aurèle, Vespasien, Alexandre Sévère, aimaient à s'y baigner au milieu de la foule, et on ne les distinguait des autres baigneurs qu'à leur manteau de pourpre.

Les Romains, ainsi que nous l'avons dit, commençaient le bain par l'eau chaude, et le terminaient par l'eau froide, c'est-à-dire qu'ils se soumettaient à des douches en arrosoir dont la température, diminuant par degrés, arrivait à son état naturel. Afin de mieux se nettoyer la peau, et de la débarrasser de toute malpropreté, ils se faisaient racler le corps avec de petits couteaux en buis, nommés *strigiles*. Les riches se servaient de couteaux d'ivoire, de dent d'hippopotame ou

autre substance précieuse. On raconte à ce
sujet qu'un vieux soldat n'ayant pas le moyen
de se procurer un racleur, se frottait le dos
contre le mur; l'empereur Adrien, qui se baignait à peu de distance, l'ayant aperçu, lui en
demanda la raison. C'est, lui répondit le soldat, parce que je ne puis payer un valet. L'empereur, au même instant, lui donna trois esclaves, qui le raclèrent de la tête aux pieds.

CHAPITRE XI.

Bain oriental ou de vapeur.

Le bain oriental remonte aussi à la plus haute antiquité. Nous le voyons employé par les plus anciens habitants du globe, soit comme moyen hygiénique, dans un but de délassement et de propreté, soit comme moyen médical pour atténuer les douleurs et obtenir la guérison de certaines maladies.

Les temples de l'Inde, de l'Egypte et de la Grèce possédaient des étuves où les prêtres

allaient se délasser des fatigues que leur causaient les longues cérémonies du culte. Dans
le temple de Memphis, il existait une magnifique salle de bains où l'eau, la vapeur et les
parfums étaient prodigués pour compléter le
bien-être des baigneurs. Les initiés aux mys-
tères d'Isis, après les terribles secousses de
l'initiation, y trouvaient un doux repos nécessaire à la réparation de leurs forces épuisées.

Ulysse, racontant ses aventures dans le palais enchanté de la magicienne Circé, s'exprimait ainsi :

« J'entrai dans une salle recouverte de
marbres précieux, où j'éprouvai une délicieuse chaleur. Une nymphe, ravissante de
beauté, épancha de l'eau chaude sur ma tête,
et m'arrosa d'essences. Lorsqu'enivré de parfums, je sentis mon corps et mon esprit libres
de toute lassitude, elle me couvrit d'une fine
tunique de laine, et m'invita à me coucher
sur un lit de repos. »

Strabon et Baccius racontent que Minerve
prépara un bain de vapeur à Hercule pour le
délasser de ses pénibles travaux. Hérodote,
Platon, Aristote, parlent de ces sortes de bains

comme d'un usage très fréquent chez les Asiatiques, et qui se serait répandu en Grèce après la guerre de Troie. Les Laconiens s'attribuaient cette découverte, et donnaient à leurs étuves le nom de *laconicum*. Les Athéniens et les Messéniens apportèrent des améliorations progressives dans la construction de leurs bains de vapeur, et Platon proposa de régir ces établissements publics par des lois particulières. Les colonies grecques construisirent des étuves à l'instar de la mère patrie, et y firent plusieurs importantes modifications. Les Romains ne tardèrent pas à adopter le bain de vapeur, et surpassèrent, comme nous l'avons démontré, tous les peuples du monde par la magnificence de leurs constructions en ce genre. Alors ces bains devinrent une ressource pour le traitement d'une foule de maladies, et les médecins, à l'exemple d'Hippocrate, se servirent désormais du bain de transpiration comme d'un puissant moyen thérapeutique. Les Romains dotèrent de leurs étuves tous les peuples qu'ils soumirent à leur domination : l'Espagne, les Gaules, la Germanie, les îles Britanniques, eurent des bains de vapeur comme ceux de la métropole ; et les immenses vestiges que nous voyons encore aujourd'hui, témoignent de la haute importance que ces peuples attachaient aux bains de vapeur.

Les villes d'Orient, sous les empereurs comme sous les sultans, offrirent toujours un grand luxe de bains pour le nombre et la richesse des constructions. Les Musulmans usent exclusivement de ces sortes de bains et ne les négligent jamais, car c'est pour eux un précepte de religion. Les hommes doivent aller au bain une fois par semaine, les femmes deux fois au moins, sans compter les ablutions quotidiennes répétées autant de fois que le cas l'exige ; excellent précepte qui entretient chez ces peuples la propreté inséparable de la santé.

Les bains turcs sont composés de quatre pièces carrées et voûtées, bien blanchies et d'une propreté remarquable. La première pièce, à l'entrée, sert de vestiaire aux baigneurs ; la seconde est jonchée de nattes, de joncs ou de tapis, selon l'élégance du bain et le rang des personnes qui le fréquentent ;

dans la troisième pièce se trouvent également quelques tapis et des peaux de moutons avec leur toison d'une blancheur éblouissante pour servir de matelas à ceux qui désirent se coucher; la quatrième pièce, la plus reculée, est le bain proprement dit ou l'étuve. Son dallage en marbres de diverses couleurs imite ordinairement une mosaïque d'une irréprochable symétrie. Les parois des murs sont revêtues de marbres jusqu'à une hauteur de 4 pieds; des bouches de chaleur s'ouvrent de tous côtés; quelques ouvertures communiquant avec l'air extérieur sont ménagées dans l'épaisseur des murs : on les ouvre, on les ferme à volonté pour élever ou baisser la température. Des robinets scellés dans la muraille fournissent abondamment de l'eau chaude et de l'eau froide, selon les besoins; enfin, au-dessous du dallage existe une pièce souterraine où se trouvent les fourneaux, les chaudières et le combustible.

On entre dans l'étuve avec des espèces de galoches de bois aux pieds, car les pieds nus ne pourraient endurer la chaleur brûlante des dalles; la chaleur s'y élève de 40 à 60 degrés. On s'assied sur des tabourets de bois, ou bien l'on se couche sur des planches recouvertes de nattes et de tapis. Afin que le lecteur puisse parfaitement saisir la manière dont se donnent les bains en Orient, je ferai la narration abrégée d'un bain que je pris à Smyrne.

Un quart-d'heure après mon entrée dans l'étuve, un *Téleck* (masseur) s'empara de ma personne et se mit en devoir de me masser. Voici comment il opéra :

J'étais debout sur un tabouret, la sueur ruisselait à grosses gouttes de tous mes pores, le téleck m'essuya rapidement avec une éponge et me fit étendre sur des tapis dans une position horizontale. Alors, la main armée d'un gant de peau épaisse et molle, il me frotta le corps doucement, ensuite un peu plus fort; la friction arriva par degrés jusqu'à son plus haut point, et, quand mon épiderme fut rouge comme une cerise, il jeta son gant pour me malaxer la chair à mains nues, tantôt à droite, tantôt à gauche, avec mesure et symétrie. Cela fait, il me tira les membres et fit craquer si

violemment les surfaces articulaires qu'à chaque instant je craignais une dislocation.

Le téleck s'évertua ainsi sur mon corps
pendant quinze à vingt minutes au bout des-
quelles il procéda au savonnage. Je m'assis
sur le tabouret : il m'oignit les cheveux et le
corps d'un savon parfumé demi-consistant,
puis se mit à me frotter avec les deux mains.
Ces nouvelles frictions étaient tout à fait différentes des premières : ses mains glissaient
rapidement sur mes reins, tournaient sur ma
poitrine, descendaient, remontaient de nouveau, embrassaient mes membres, et cela avec
une adresse qui doit exiger une longue habitude. Bientôt je fus couvert de mousse de
savon de la tête aux pieds; les frictions continuèrent encore pendant quelque temps en
augmentant de vitesse. J'étais aveuglé, les
yeux me cuisaient, j'allais crier merci, lorsque
je me sentis tout d'un coup arrosé d'une pluie
fine d'eau chaude; on me fit ensuite passer sous
un large robinet où je fus lavé à grande eau.
Après cette opération, le téleck m'enveloppa
d'un drap de laine, m'ouvrit la porte et me
conduisit dans la pièce attenante dont la tem-

pérature se trouvait d'une vingtaine de degrés plus basse que celle d'où je sortais. Un garçon de bain arriva pour me retirer le drap et m'en donner un autre ; quand il m'eut bien essuyé et soigneusement enveloppé, il poussa une porte, et j'entrai dans une troisième pièce encore d'une température inférieure à la seconde. Là je me couchai sur un divan en compagnie de plusieurs Turcs qui fumaient silencieusement leurs longues chibouques et buvaient de temps à autre, par petites gorgées, un café délicieux. On me donna aussi une tasse, une pipe, et j'imitai de mon mieux mes graves compagnons.

Ces sortes de bains sont les seuls en usage parmi les Orientaux; ils nettoient parfaitement la peau, assouplissent le corps et facilitent le jeu des articulations. Tous les Européens qui en ont pris s'accordent à dire qu'à la suite du massage ils se sont trouvés dans un état de bien-être inexprimable.

Dans les riches établissements de bains, la deuxième pièce est remarquable par son luxe oriental. Un large bassin de marbre, d'où jaillit une gerbe d'eau, existe, au milieu de la salle; des caisses de fleurs rares et suaves sont rangées autour du bassin et de somptueux tapis jonchent le sol. Quelquefois la voûte se termine en ;élégante coupole garnie d'un vitrage de couleur qui ne laisse pénétrer qu'un demi-jour.

C'est dans cette deuxième pièce, sorte de buvette entourée de moelleux divans, que les Turcs viennent fumer, boire le café, causer d'affaires ou se reposer. De cette pièce on passe dans la première, où les habits brossés et parfumés attendent le baigneur.

Les femmes Turques appartenant à des maîtres aisés fréquentent les bains une et deux fois par semaine; les jours de bain sont de véritables jours de plaisir. Elles y vont enveloppées de la tête aux pieds d'un immense voile blanc qui les dérobe aux regards des passants, de plus elles sont accompagnées d'un gardien armé qui les précède et d'un second qui les suit.

Arrivées au bain, les femmes Turques laissent aussitôt tomber leur voile et se montrent aux autres femmes qui s'y trouvent dans le brillant éclat de leur parure, car elles ont épuisé toutes les ressources de la coquetterie et du luxe pour leur toilette. Elles sont couvertes de magnifiques étoffes brochées d'or ; leur tête est entourée d'un foulard des Indes, maintenu par des agrafes de diamants, et des guirlandes de sequins de Venise sont entremêlées aux tresses de leurs cheveux ; un superbe cachemire leur sert de ceinture ; de larges pantalons chamarrés de broderies, de coquettes babouches de velours cramoisi brodés d'or et ornées de perles complètent leur mise brillante.

Plus passionnées que les hommes pour les parfums, les femmes prodiguent dans leur toilette du bain les essences, les eaux de roses ou de jasmin ; divers parfums, brûlant incessamment dans des cassolettes, laissent échapper des flots de fumée odorante. Après l'épilation, de rigueur parmi les Orientales, des esclaves coiffeuses peignent les cheveux de leurs maîtresses, les arrosent d'essences et les roulent en tresses autour de la tête. Pendant ce long travail de la toilette, d'autres esclaves exécutent des danses voluptueuses qu'accompagnent les sons de la mandoline.

C'est ainsi que les femmes égyptiennes et
turques cherchent à adoucir les amertumes
de leur perpétuelle réclusion, en s'étourdis-
sant de parures, de danses et de parfums.

BAINS RUSSES.

Le bain russe est le bain de vapeur, dans
la simplicité primitive, tel que le pratiquaient
les Scythes au temps du jeune Anacharsis. Il
se compose d'une seule pièce garnie de banquettes disposées en amphithéâtres , rem-
bourées de paille. C'est sur ces banquettes
que se couchent les baigneurs qui, montant
de gradin en gradin, arrivent à la chaleur qui
leur convient. Dans un des angles de la salle
est un large fourneau muni d'un gril à l'intérieur. Ce gril est chargé de cailloux plats
qu'un feu ardent tient toujours à l'état incan-
descent.

Des hommes attachés au bain versent, de
temps à autre, de l'eau sur les cailloux rougis,
et l'étuve, sèche d'abord , devient alors étuve
humide : une vapeur épaisse, ardente, s'élève

dans la salle, et bientôt la sueur ruisselle en abondance du corps des baigneurs. Les personnes qui ne sont point habituées à ces sortes de bains ne peuvent supporter leur chaleur intense : la chaleur s'y élève de 50 à 70 degrés. Sur la fin du bain, les vrais Russes se font rigoureusement fouetter avec des verges de bouleau, pour appeler une violente excitation à la peau, et lorsque tout le corps est rouge comme une écrevisse, on l'arrose avec de l'eau savonneuse qui a la propriété de diminuer la sueur; puis on le lave à l'eau tiède, enfin à l'eau froide. A défaut d'eau froide dans l'établissement, les Russes vont se plonger dans un ruisseau ou un étang voisin; si c'est en hiver, ils se roulent dans la neige et rentrent dans l'étuve, où ils ne restent que le temps nécessaire pour se nettoyer. Le seigneur russe, après avoir reçu les douches d'eau froide, avale une boisson composée de bierre anglaise, de vin blanc, de tranches de citron et de sucre, ensuite il s'étend et s'endort sur un bon lit. Le *mougick*, ou esclave, qui vient de se rouler dans la neige, boit un ou deux verres d'eau-de-vie de grains et retourne immédiatement à ses travaux.

Le peuple russe est passionné pour ces sortes de bains, qui, à cause de la rigueur du climat, paraissent lui être fort salutaires. On trouve dans presque toutes les localités de l'empire des bains semblables. Dans les villages, le bain est commun aux hommes et aux femmes : tout le monde, sans distinction d'âge et de sexe, s'y baigne pêle-mêle ; dans les villes, les bains pour chaque sexe sont séparés.

On s'est autrefois beaucoup étonné de ce que les Russes pussent passer brusquement d'une très-haute température à une température glacée, sans inconvénient pour la santé. Aujourd'hui cet étonnement a cessé. Plusieurs savants, après avoir expérimenté sur eux-mêmes, ont démontré que lorsqu'il y a un grand mouvement du centre à la circonférence, et que ce mouvement a lieu sur la totalité du corps, le froid extérieur ne fait aucune impression pendant quelque temps. Le médecin anglais Fordyce sortit d'une étuve russe dont la température était à 60 degrés et descendit subitement au fond d'une glacière

où il resta vingt minutes pour s'habiller ;
pendant tout ce temps, il n'éprouva aucune
sensation de froid ni aucun malaise. Cette expérience prouve qu'au moment où le sang
circule à la surface du corps avec une vitesse
double et triple de la vitesse ordinaire, le
froid extérieur le plus intense ne peut être·
perçu.

—

*Pratiques hygiéniques très-favorables à la
peau pendant et après le bain de vapeur.*

FRICTIONS, MASSAGE, FLAGELLATION.

Frictions. — Les frictions se pratiquent de
différentes manières , soit avec la main nue
ou recouverte d'un gant de peau, de crin ou
d'étoffe de laine, soit avec une brosse de fla-
nelle, de chiendent ou de crin; en Russie on
se sert d'un balai de bouleau. Les frictions
bien exécutées nettoient la peau des impuretés que la transpiration et la poussière y ont

déposées ; elles ouvrent les pores, favorisent les fonctions exhalantes et absorbantes, développent la nutrition des tissus; elles entretiennent l'harmonie des forces vitales dans les organes, donnent de la souplesse aux muscles et aux articulations, facilitent le jeu de leurs mouvements, et développent enfin une plus grande somme de calorique et d'électricité. Ces effets des frictions ne se bornent point à la peau seulement; ils retentissent sympathiquement sur les organes intérieurs, et augmentent leur énergie vitale en donnant une plus vive impulsion à la circulation générale.

Chez les anciens peuples, aux temps où la gymnastique était en honneur, les athlètes et tous les jeunes gens qui fréquentaient les gymnases, procédaient à leurs exercices par des frictions et des onctions. Les frictions ne sont pas une pratique simplement hygiénique; car la médecine emprunte leur secours et en obtient d'excellents résultats dans les douleurs rhumatismales, les engorgements lymphatiques, les embarras de la circulation, l'atonie, la faiblesse des tissus et dans tous les cas où il est nécessaire de changer le mode de vitalité de la peau en y provoquant une excitation salutaire.

Massage. — Cette expression dérive d'un mot arabe qui signifie *pétrir*; en effet, le massage est une espèce de pétrissement opéré sur la peau et les muscles sous-jacents. La pratique du massage offre des différences selon les peuples qui l'emploient : le mode le plus avantageux est celui que nous allons décrire.

Après quelques minutes d'étuve, lorsque la sueur ruissèle sur tout le corps du baigneur, l'artiste masseur s'empare de lui, le fait coucher sur une natte et commence par exercer de fortes pressions sur les épaules et poitrine, puis il malaxe les membres, les allonge, les tiraille méthodiquement et leur fait exécuter des mouvements de flexion et d'extension suivis de craquements des surfaces articulaires. Le dos, les reins, le bassin, le ventre sont foulés à leur tour avec une adresse remarquable; tantôt ce sont de simples attouchements semblables à des caresses, et tantôt de rapides frictions, des malaxations graduées depuis la pression légère jusqu'à la pression forte, énergique, agissant sur les faisceaux musculaires superficiels.

Après l'opération du massage, le baigneur se croit un être nouveau; toute espèce de gêne ou de fatigue a disparu; les mouvements articulaires s'exécutent avec une éton·nante facilité; doué d'une souplesse, d'une légèreté inaccoutumée, il se croit rajeuni et il éprouve un bien-être général difficile à exprimer.

Cet exposé des sensations que fait éprouver le massage et des bienfaits qui en résultent, explique assez pourquoi les orientaux considèrent le bain comme une source de plaisir et de santé.

Les plus éminents thérapeutistes et entre autres MM. Trousseau et Pidoux, recommandent expressément le massage comme un moyen hygiénique autant que médical, et font des vœux pour que cette pratique trouve désormais en France une application plus générale et plus fréquente dans le traitement de certaines maladies. Les médecins n'ignorent pas que la *iatraleptique*, ou traitement par les frictions était en grande réputation dans

l'antiquité, et que certains charlatans des siècles derniers, qualifiés de *toucheurs*, opéraient
réellement des cures prodigieuses par une
méthode d'attouchements semblable à celle
du massage. De nos jours, les magnétiseurs
guérissent également beaucoup de maladies
contre lesquelles toutes les prescriptions médicales avaient échoué. M. Dupotet, notre
infatigable et célèbre magnétiseur, opère des
guérisons vraiment extraordinaires, et les
plus incrédules peuvent aller près de lui pour
s'en convaincre. Enfin, les balnéographes les
plus distingués s'accordent à regarder le massage comme devant être rangé au nombre des
moyens hygiéniques et médicaux les plus efficaces.

Flagellation. — Cette opération, très-fré-
quemment pratiquée chez les peuples anciens et aujourd'hui par les Russes, se fait
avec un balai de jeunes branches de bouleau
souples, légères et séchées dans une étuve.
La flagellation s'applique sur toutes les parties du corps, hormis le ventre; mais ses en-
droits d'élection sont le dos, les lombes, les
membres et surtout la région fessière.

La flagellation stimule énergiquement l'organe cutané ; le sang arrive en plus grande abondance et circule plus rapidement dans le réseau vasculaire de la peau, qui s'échauffe et rougit; la stimulation gagne la moelle épinière et de là retentit sur les organes de la génération. Cette turgescence de la peau est un excellent moyen de dérivation contre une foule d'affections chroniques, telles que goutte, rhumatismes, atrophie ou empâtement des tissus, embarras de la circulation, paralysie, etc. C'est surtout dans l'anaphrodisie, l'impuissance et la stérilité par cause d'atonie génitale, que la flagellation est employée avec succès.

Nous ne parlerons pas davantage ici de la flagellation, dont nous avons donné la curieuse histoire dans un chapitre de notre *Hygiène du mariage* (1), deuxième édition.

(1) Chez Moquet, éditeur, rue de la Harpe, 90, à Paris. Prix : 2 fr. 50 c.

CHAPITRE XII.

**Bains composés. — Cosmétiques. —
Callidermiques ou favorables
à la peau.**

Ces sortes de bains sont généralement ordonnés dans le but de conserver ou d'obtenir
le poli et l'éclat de la peau. Ils se préparent
en ajoutant à l'eau d'un bain ordinaire des
agents propres à rafraîchir, adoucir et embellir l'enveloppe cutanée. Les volupteuses

princesses d'Asie, les Athéniennes, les Corin-
tiennes et les dames romaines faisaient un
fréquent usage des bains cosmétiques.

Aspasie, Laïs et Phryné, ces types de la
beauté et de la coquetterie grecque se baignaient chaque jour dans une eau mucilagi-
neuse aromatisée d'essences.

Cléopâtre, à qui l'on doit plusieurs recettes
cosmétiques, composa des bains possédant
presque les vertus de la merveilleuse fontaine
de Jouvence.

Poppée, femme aussi célèbre par ses ga-
lanteries que Néron par ses cruautés, Poppée,
afin de s'offrir plus attrayante aux yeux de ses
admirateurs, prenait chaque jour un bain
entier de lait, et élevait à cet effet cinq cents
ânesses, qu'on nourrissait d'herbes aromatiques. Cinq cents esclaves n'avaient d'autre
occupation que de soigner ces animaux, de
traire leur lait, et de préparer les bains de la
princesse. Poppée, sortant du bain, était épon-
gée, essuyée, poncée, massée et parfumée
par les délicates mains de huit jeunes filles.
Après le bain, elle était transportée sur un
somptueux lit de repos, où elle restait envi-

ron une heure, enveloppée dans des draps qu'on avait préalablement exposés aux vapeurs de l'aloès et du benjoin. Aussi, nulle autre femme n'égala cette voluptueuse princesse pour la douceur de la peau, sa netteté et son admirable blancheur.

Un archéologue, pour qui l'antiquité n'a rien de caché, donne, dans un écrit, les preuves authentiques des faits que nous venons de rapporter. Il prétend que notre célèbre Ninon de l'Enclos dut la conservation de ses charmes, jusqu'à l'âge le plus avancé, à l'usage des mêmes bains cosmétiques qui étaient à la mode parmi les beautés d'Athènes et de Rome ancienne. Il cite comme inventeur de ces bains, Criton l'Athénien, si renommé jadis par son traité sur les cosmétiques. Une dame contemporaine, dont le mari joua un rôle dans notre première révolution, âgée de plus de soixante ans, devrait à ces sortes de bains l'inappréciable avantage d'avoir conservé ses charmes aussi frais que ceux d'une femme de vingt ans.

Ainsi, les bains cosmétiques, très usités autrefois, sont trop négligés aujourd'hui; il n'y a

13

guère que les dames parfaitement éclairées
sur l'hygiène de la peau, qui en font usage.
Et il faut le dire, cette indifférence pour un
moyen si favorable aux charmes, et si facile à
employer, cet oubli des bains cosmétiques
est préjudiciable à la fraîcheur, au poli ve-
louté de la peau de nos jolies françaises, d'ailleurs si soigneuses de leur personne.

Nous croyons être utile et agréable à nos
lecteurs et particulièrement aux dames, en
donnant ici quelques formules de bains cosmétiques, dont l'action bienfaisante sur la
peau est éprouvée par l'expérience.

Bain aromatique.

Faites bouillir, pendant une demi-heure,
dans quatre litres d'eau de fontaine :

Serpolet	200 gr^{m·s·}
Romarin	300 —
Origan	250 —
Noix muscade Clous de girofle } concassés, *de chaq.*	5 —

Retirez du feu la décoction, et jetez-la dans
l'eau d'un bain ordinaire.

Les bains aromatiques tonifient la peau, fortifient les membres et imprègnent le corps d'une odeur agréable.

Le thym, l'hissope, la marjolaine, la menthe, la mélisse, la sauge, le fenouil, l'anis et toutes les plantes aromatiques peuvent également servir à composer ces sortes de bains, dont la durée doit être d'une demi-heure.

Sachet aromatique pour bain.

Les personnes qui, pour éviter les embarras de la préparation d'un bain à domicile, ont l'habitude de fréquenter les bains publics, peuvent aromatiser l'eau de leur bain ainsi qu'il suit :

Remplissez un sachet de toile claire avec muscades et clous de gérofles réduits en poudre, écorces d'oranges, feuilles de roses et violettes desséchées, menthe, serpolet, lavande, laurier, poudre d'iris de Florence et anis broyé.

Placez dans la baignoire ce sachet sous le robinet d'eau chaude. Lorsque la baignoire est au tiers, agitez l'eau et pressez le sachet. Après un quart d'heure, ouvrez le robinet d'eau froide. Préparez le bain à la température que vous désirez, et asseyez-vous sur le sachet.

Bain pour adoucir et nettoyer la peau.

Orge mondée,	1 livre.
Riz mondé,	8 onces.
Son,	8 livres.
Bourrache,	10 poignées.
Fleurs de bouillon blanc,	4 —
Fleurs de mauve,	4 —
Graine de lin,	1/2 livre.

Faites bouillir le tout dans suffisante quantité d'eau de rivière. Préparez avec cette décoction un bain, dans lequel vous resterez une heure. Après ce temps, vous en sortirez avec la peau douce, fraîche et satinée.

Autre bain excellent pour nettoyer le corps.

Sel de cuisine,	8 onces.

Faites fondre dans de l'eau de rivière, retirez l'eau du feu et ajoutez :

Miel,	3 livres.
Lait,	3 litres.
Benzoate de soude,	6 gros.

Jetez dans la baignoire, agitez l'eau pour
opérer le mélange, et prenez le bain.

Bain émollient.

Espèces émollientes,	4 livres.
Graines de lin (dans un nouet),	1{2 livre.

Faites bouillir dans 26 livres d'eau ; passez
ensuite et jetez dans la baignoire.

Bain de modestie.

Amandes douces,	4 onces.
Enula campana,	4 —
Graines de lin,	8 —
Farine de sarrazin,	3 livres.

Broyez et réduisez en pâte ces substances,

puis formez-en trois sachets, dont un gros et deux petits.

La personne qui prend le bain s'assied sur le gros sachet, et se sert des deux autres pour se frotter le corps. Bientôt la pâte contenue dans les sachets se détrempe, l'eau du bain perd sa transparence, devient trouble et laiteuse au point qu'on ne peut apercevoir le corps de la baigneuse.

Bain embaumé.

Fraises ananas,	15 livres.
Framboises,	5 —
Son,	3 —

Pilez dans un mortier, en ajoutant 10 onces d'eau de rose. Lorsque le tout sera réduit en pâte bien liée, jetez dans une baignoire, et délayez d'abord avec un peu d'eau chaude, puis versez peu à peu la quantité d'eau nécessaire pour le bain; alors, entrez dans la baignoire, et restez-y au moins trois quarts d'heure.

En sortant du bain, frottez la peau avec une éponge d'eau seulement dégourdie, pour resserrer les pores, et enveloppez-vous de draps parfumés au benjoin.

Ce bain donne à la peau une souplesse et un parfum délicieux, qui persiste assez longtemps.

Bain gélatineux.

Gélatine,	500 grammes.

Faites fondre dans

Eau bouillante,	5 kilogrammes.

Jetez ensuite dans un bain ordinaire, et agitez l'eau pour opérer le mélange.

Ce bain rend la peau très-douce au toucher.

· Bain gélatino-sulfureux.

Gélatine,	500 grammes.	
Sulfure de potasse,	425	—

Faites fondre dans 5 kilogrammes d'eau

bouillante, que vous verserez dans un bain ordinaire.

Le bain gélatino-sulfureux est très-favorable à la peau, qu'il purge de toute espèce de boutons, rougeurs et pellicules épidermiques; il l'adoucit, la rafraîchit et la nettoie parfaitement.

Bain de beauté, usité en Perse.

Orge mondée,	1500 grammes.	
Lupins pulvérisés,	1,000	—
Riz,	500	—
Bourrache,	500	—
Romarin et angélique,	500	—

Faites bouillir dans suffisante quantité d'eau, et jetez dans un bain ordinaire.

Ce bain, très avantageux à la peau, était autrefois d'un très-fréquent usage parmi les dames de la cour. On prétend que la formule en avait été apportée en France par un médecin Persan. Mais, malgré son origine orientale, ce bain est de beaucoup inférieur au bain suivant, qui possède au plus haut degré les propriétés d'adoucir, d'assouplir et d'embellir les peaux les plus ingrates.

Bain gélatineux-aromatique.

Gélatine aromatisée,   500 grammes.

Faites fondre, et jetez dans un bain d'eau naturelle.

On trouve, à la pharmacie Savoye, boulevart Poissonnière, 4, à Paris, des flacons de gélatine aromatisée pour bains. Cet habile pharmacien a su incorporer dans la gélatine les parfums cosmétiques les plus favorables à la peau.

Bain savonneux.

Savon animal,   1,500 grammes.
Soude du commerce,   250   —

Coupez le savon par morceaux, et mettez-le dans un poëlon ou bassine; ajoutez un peu d'eau, et faites fondre à feu doux. Remuez avec une spatule jusqu'à liquéfaction complète; alors ajoutez la soude et remuez de nouveau pendant quelque temps, et jetez dans un bain ordinaire, dont vous agiterez l'eau.

Ce bain excite et nettoie parfaitement la peau.

Bains parfumés.

Ces sortes de bains se préparent en ajoutant à l'eau d'un bain ordinaire une certaine quantité de parfums variés selon le goût de la personne. La formule suivante servira d'exemple.

Eau de roses,	500 grammes.
Teinture de benjoin,	50 —
Essence de thym,	30 —
Eau de Cologne,	30 —

Opérez le mélange de ces parfums avec l'eau du bain, en l'agitant pendant quelques minutes.

Bains de lait.

Ces bains, d'un usage assez rare à cause de

leur chèreté, adoucissent la peau, la rendent
souple et onctueuse. On peut les remplacer
en mélangeant à l'eau d'un bain ordinaire une
décoction de 4 kilogrammes de feuilles de
mauve, ou 2 kilogrammes de racine de gui-
mauve, et de 250 grammes d'hyssope; ce
bain acquiert des propriétés adoucissantes et
cosmétiques encore plus prononcées, si l'on
ajoute à la décoction, préalablement passée,
500 gram. de gélatine.

BAIN HYGIÉNIQUE PARFUMÉ.

de Ed. PINAUD, parfumeur-chimiste.

Rue St-Martin, 230, *Paris.*

—

M. Ed. PINAUD, un de nos plus habiles parfumeurs, a
composé une liqueur aromatique délicieuse pour bain.
Une bouteille de cette liqueur mêlée à l'eau d'un bain
ordinaire, parfume et rafraîchit la peau, tonifie et raf-
fermit les chairs. On peut considérer ce bain comme le
bain hygiénique et cosmétique par excellence.

Nous recommandons aussi le savon *dermophile* du
même parfumeur, bien supérieur à tous les savons connus; les substances onctueuses qui le composent en font
un des plus précieux *amis de la peau.*

CHAPITRE XIII.

Hydrothérapie ou méthode de traitement par l'eau froide.

Nous terminerons notre travail balnéographique par un aperçu de la méthode hydrothérapique, importée d'Allemagne, et dont l'application en France ne date que de quelques années.

On sait que l'eau froide était considérée par les anciens législateurs comme un des meilleurs moyens hygiéniques, et qu'ils faisaient de son usage une prescription spéciale. Mais à mesure que les mœurs se relâchèrent, les habitudes se perdirent, les enfants ne furent plus plongés dans l'eau des fleuves, et les femmes des cités trouvèrent qu'un bain froid était moins agréable qu'un bain chaud : c'est ainsi que ces derniers prévalurent.

Dans ces dernières années, la méthode hydrothérapique, ou traitement par l'eau froide, a beaucoup occupé le monde médical. Il n'était bruit en Allemagne que des cures merveilleuses opérées par l'hydrothérapie. L'inventeur de cette méthode est un agriculteur de Silésie nommé Priessnitz qui, après s'être guéri lui-même d'une maladie réputée incurable par tous les médecins, fonda, à Grœffenberg, un établissement hydrothérapique dont la renommée s'accrut chaque jour, et devint européenne. La mode accueillit cette découverte avec enthousiasme, la publicité en grossit les succès, et bientôt la foule accourut aux bains de Priessnitz, comme au siècle passé elle accourait aux baquets de Mesmer. La mode est une puissance à laquelle les hommes ne sauraient résister. D'autres établissements semblables ne tardèrent pas à s'élever en Prusse, en Allemagne, pour faire concurrence à celui de Pressnitz et réussirent également à

14

attirer une nombreuse clientèle. La France
n'est pas restée en arrière sur ce point; elle
possède plusieurs établissements hydrothéra-.
piques, parfaitement installés et dirigés par
d'habiles médecins, entr'autres celui du docteur Baldou, qui se fait remarquer par la
belle distribution des eaux, le perfectionnement des ustensiles hydrothérapiques , la
fraicheur des eaux et les superbes jardins
qui l'entourent.

Un assez grand nombre de médecins français sont allés en Allemagne pour y étudier
l'hydrothérapie, et ont été frappés des mer-
veilleux résultats dus à cette méthode , qui
est assurément un des grands moyens de la
thérapeutique.Tous s'accordent à reconnaître
sa puissante action sur l'économie , et les
nombreuses guérisons des maladies chroniques , rebelles aux traitements ordinaires,
qu'elle opère chaque jour; ils concluent unani-
mement que l'hydrothérapie est appelée à
rendre de plus importants services , lorsque,
cessant d'être empirique, elle sera deve-
nue l'instrument d'une méthode rationnelle.
Néanmoins, ils ajoutent que les malades,

avant de se soumettre à ce genre de traitement, devront consulter un homme de l'art.

La forme de cet opuscule ne permettant
pas de traiter avec détail un sujet sur lequel
il existe, d'ailleurs, des ouvrages spéciaux,
nous nous bornerons à donner une idée générale de la méthode hydrothérapique et à
indiquer rapidement, dans leur ordre de
succession, les diverses manœuvres et les
phénomènes qui en résultent.

Le traitement hydrothérapique se compose : 1° du régime ; 2° de l'application de
l'eau froide à l'extérieur ; 3° de l'administration de l'eau froide à l'intérieur ; 4° de la su-
dation ; 5° de l'exercice physique.

Voici, en abrégé, le détail de ces manœuvres :

1° Enveloppement du corps entier avec un
drap mouillé d'eau froide ;

2° Grand bain froid, immersion du corps
entier ;

3° Bain partiel froid. — Douches froides.
— Douches en arrosoir, grosses douches ;

4° Ceinture humide ;

5° Frictions avec des serviettes mouillées d'eau froide;

6° Bain de siège froid ;

7° Bain de pieds froid;

8° Lavements et autres injections d'eau froide ;

9° Eau froide en boissons, de 15 à 25 verres par jour;

10° Promenades et exercices physiques.

Ces diverses manœuvres sont faites à des intervalles réglés.

Pour donner au lecteur une idée très-exacte des phénomènes que produisent sur l'économie humaine les manœuvres hydrothérapiques, nous ne saurions mieux faire que de rapporter succinctement la description qu'en fait le docteur Constantin Jame, d'après les expériences auxquelles il s'est soumis lui-même dans l'établissement du docteur Hallmann à Mariemberg.

« *Six heures du matin.* — En sortant du lit, le corps tout moite, on m'enveloppe d'un drap imbibé d'eau très-froide ; par dessus ce drap deux couvertures de laine sont roulées : je suis littéralement emmailloté. Le froid m'a saisi, je frissonne, je tremble. Au bout de quelques minutes le froid disparaît et je sens la chaleur revenir.

Six heures et demie. — La chaleur augmente.

Sept heures. — Je suis brûlant.

Sept heures et demie. — Mon visage est très-coloré, la transpiration s'établit. Je m'assoupis légèrement. La sueur se développe au tronc, aux jambes, aux bras, enfin au visage et aux pieds. La respiration et les battements du cœur sont réguliers.

Huit heures. — Il me semble que tout mon corps entre en ébullition; la sueur ruisselle de tous côtés et m'inonde. Alors on m'enlève la première couverture; je m'assieds dans un fauteuil et l'on me descend dans la salle des bains. Là je suis débarrassé de la seconde couverture ainsi que du drap mouillé, et, tout en sueur, je me jette dans un bassin d'eau froide. Le saisissement n'a pas été aussi pénible que je le craignais. En peu de temps ma peau redevient chaude, mon visage s'anime; la réaction recommence. Je ne reste qu'une minute dans l'eau; lorsque j'en sors, le contact de

l'air me semble délicieux, tout mon corps
fume comme un tison brûlant plongé dans
l'eau et retiré subitement. Au sortir du bain
on me jette par dessus la tête un drap sec,
en grosse toile, qui me retombe jusqu'aux
pieds et dont on se sert pour me frictionner
rudement. Ma peau rougit, ses papilles se hé-
rissent; elle devient écarlate. Les frictions
terminées, je remonte dans ma chambre et je
m'habille. Je descends ensuite dans le parc
où je fais une délicieuse promenade. Je me
trouve leste, dispos, plein d'ardeur; mon
corps est souple et doué d'une indicible énergie. Je bois plusieurs verres d'eau froide à des
fontaines disposées de distance en distance
pour l'usage des malades.

Neuf heures. — Déjeûner composé de pain
bis, de beurre et de lait froid. Promenade à
la suite du déjeûner.

Onze heures. — Je redescends dans la salle
des bains; on m'enveloppe d'un drap mouillé
froid et on me frictionne. La réaction est
prompte, la sueur s'établit presque aussitôt.
Après cinq minutes de sueur on m'essuie avec

un drap sec; je m'habille et redescends au parc pour me promener de nouveau.

Midi. — Douches froides en arrosoir et en gros jet : la durée de ces douches est de sept à dix minutes.

Une heure. — Dîner composé d'un plat de viande, d'un plat de légumes et de quelques fruits de la saison. De l'eau pour boisson. A l'issue du dîner, promenade d'une ou deux heures, selon les forces du sujet.

Cinq heures. — Bain de siège froid ; nouvelle promenade.

Six heures. — Bain de pied froid de dix minutes. A peine mes pieds sont hors de l'eau que la réaction commence. Je vais me promener, et toute la soirée mes pieds sont brûlants (1).

(1) Il est des personnes qui ont toujours les pieds froids et la tête chaude ; cette infirmité, qui résiste à tous les moyens connus, cède facilement à l'eau froide. Quelques pédiluves d'eau froide , suivis d'exercice , sont un remède héroïque contre le froid des pieds pendant l'hiver. Le froid détermine une réaction très-vive ; le sang afflue en abondance aux pieds et le cerveau se dégage, Selon les hydropathes ce moyen est infaillible. Un bain de siège froid ou un lavement froid enlève souvent d'une manière miraculeuse les migraines les plus tenaces.

Sept heures. — Souper frugal avec de l'eau pour boisson.

Dix heures. — Je me couche sans être plus fatigué qu'à l'ordinaire ; je dors d'un profond sommeil, et ne me réveille que le lendemain à cinq heures.

Telle est à peu près la méthode hydrothérapique, sauf quelques légères modifications selon l'état physique de l'individu et le genre de maladie dont il est affecté.

Une circonstance qui doit être considérée comme preuve convaincante des vertus de l'eau froide, c'est que tous les médecins qui sont allés en Allemagne pour observer les résultats de l'hydrothérapie, sont restés d'accord sur l'efficacité de cette méthode. L'un d'eux, M. le docteur Scoutetten, chirurgien en chef de l'hôpital d'instruction de Strasbourg, adressa, de Grœffemberg, au ministre de la guerre les conclusions suivantes :

« 1º L'hydrothérapie ne peut être présentée comme un remède universel ; il y a des maladies où elle est inutile, et d'autres où elle peut être nuisible ;

« 2º Cependant, les guérisons nombreuses

et durables opérées sur une foule d'hommes intelligents et impartiaux, recommandent sérieusement ce moyen à l'attention publique ;

« 3º L'hydrothérapie exerce sur l'hygiène publique, en Allemagne, une influence incontestable ;

« 4º Il serait désirable, dans l'intérêt de l'humanité et des progrès des sciences médicales, que la démonstration des formes et des ressources de l'hydrothérapie fût faite à Paris, en présence de médecins habiles. »

L'hydrothérapie, comme on a pu s'en convaincre, est une ressource de plus que la médecine peut utiliser contre les affections rebelles aux autres moyens thérapeutiques. Mille cures et jamais un accident ont désormais constaté que ce genre de traitement pouvait être suivi sans crainte et sans danger.

De 1840 à nos jours, plusieurs établissements hydriatiques se sont ouverts en France: à Pont-à-Mousson, à Auteuil, à Neuilly, aux Thernes, à Tivoli, aux Néothermes, etc. Ces divers établissements sont dirigés par des praticiens consommés dans l'art hydrothéra-

pique, et les malades peuvent en toute sécu-
rité se confier à leurs soins.

Si, comme l'assurent les hommes de l'art,
le succès du traitement hydrothérapique
dépend de la situation du local dans un lieu
sain, agréable, d'un air vif, des eaux fraîches
et limpides, etc., l'établissement du docteur
Baldou, barrière du Roule, réunit toutes les
conditions de succès et offre aux habitants
de Paris toutes les commodités désirables.
Cet habile médecin a traité dans un ouvrage
remarquable, la question hydrothérapique
dans ses curieux détails, et a prouvé que
ce traitement, modifié selon la force organique de l'individu, s'accorde parfaitement
avec les lois physiologiques et les prescriptions médicales. Dix années d'expériences
et d'observations lui ont fait acquérir une
certitude presque mathématique, des effets
produits par l'hydrothérapie, qu'il a classés
dans l'ordre suivant :

1º *Effet éliminateur, dépuratif;*

2º *Effet stupéfiant, sédatif, calmant, anti-
phlogistique;*

3º *Effet tonique, excitant, irritant;*

4° *Effet double* : *tonique et calmant à la fois ;*

5° *Effet dérivatif;*

6" *Effet résolutif et fondant ;*

7° *Effet vomitif et purgatif ;*

8° *Effet diurétique ;*

9° *Effet sur le moral.*

Ces différents effets, dont le docteur Baldou donne l'explication physiologique, sont d'une exactitude rigoureuse. Nous ne saurions trop engager les personnes qui désirent s'éclairer sur l'hydrothérapie à aller visiter l'établissement de ce savant hydropathe.

Nous ne terminerons point sans faire savoir que la méthode hydrothérapique peut s'appliquer avec succès, même aux organisations les plus délicates ; il ne s'agit que de savoir bien le diriger. On cite plusieurs de ces petites maîtresses grêles et chétives que fait évanouir le moindre souffle, de ces femmes étiolées par l'opulence et l'inactivité, qui, à force de précautions et de soins outrés, étaient descendues au point de ne pouvoir plus sortir de leurs appartements jonchés de moelleux tapis sans courir les risques de s'enrhumer,

d'avoir des maux de gorge, des gerçures, etc.,
on cite, disons-nous, plusieurs de ces femme-
lettes qui, ayant eu assez de volonté et d'énergie pour subir un traitement hydrothérapique, ont eu la vive satisfaction de voir opérer
en elles une complète métamorphose. Sans
altérer la finesse et la blancheur de leur peau,
l'eau froide lui a donné le degré de tonicité
qui lui manquait pour résister aux influences
atmosphériques, et leur santé robuste et flo-
rissante ne craint plus désormais l'intempérie
des saisons. Enfin, l'hygiène hydrothérapique convient par excellence aux personnes
molles et lymphatiques, en ce qu'elle possède
le précieux avantage de dégorger les tissus
par des sueurs abondantes et de donner du
ton aux divers systèmes ; la peau resserrée
par l'eau froide se débarrasse des liquides
sous-jacents et revient sur elle-même ; la
constitution se fortifie, et les formes qui pê-
chaient par leur mollesse acquièrent l'élasti-
que fermeté qui en fait le charme.

CHAPITRE XIV.

Des principaux établissements de bains dans Paris.

La ville de Paris possède un assez grand nombre d'établissements de bains publics parfaitement entretenus et dont plusieurs offrent un luxe d'architecture, de peintures, d'ustensiles et de petits détails qu'on ne rencontre nulle part.

Parmi les beaux établissements de bains de Paris, on cite :

Les *Bains de Tivoli*, grand et superbe local où se trouvent réunies toutes les ressources du confortable : riches appartements, salle de billard, restaurant, salon spacieux et de

15

réunion, grand et magnifique jardin, qui permet aux baigneurs de jouir à la ville des délices de la campagne.

Néothermes, rue de la Victoire, 48. Cet établissement, un des plus vastes et des mieux tenus de la capitale, se compose d'une maison de santé et d'un superbe local, où se donnent toutes les variétés de bains, depuis le bain domestique ou de propreté jusqu'aux bains composés, médicinaux, bains et douches de vapeur, bains d'eaux minérales artificielles. Un local est affecté au traitement hydrothérapique. Enfin ce bel établissement renferme un cabinet de physique pour le traitement des paralysies par l'électricité.

Bains de la Rue de Taranne. C'est un des plus beaux établissements de bains du faubourg St-Germain. On y administre toute espèce de bains, et le service y est fait avec intelligence et activité.

Bains russes et orientaux, boulevart St-Denis, cité d'Orléans. Cet établissement, ainsi que son nom l'indique, est spécialement affecté aux bains de vapeurs. La distribution des locaux est très bien entendue. Les pratiques du massage, des frictions, affusions, etc., s'y opèrent à la manière orientale. De plus, on y trouve un ordre, une ponctualité dans le service qu'il est difficile d'égaler. Dans aucun autre établissement de Paris, les bains de vapeur donnés chaque jour ne s'élèvent à un chiffre aussi considérable.

Bains grecs, rue de la Pépinière. Ces bains, fondés par un médecin distingué, se font remarquer par leur propreté, l'ordre, l'exactitude du service, et surtout par la grande variété des bains hygiéniques, médicinaux, d'eaux minérales artificielles, de vapeurs, etc., qui s'y préparent.

Bains de la rue du Mail. Bâti sur le modèle des Bains de Tivoli, cet établissement est un de ceux qui attirent le plus grand nombre de baigneurs, par la propreté et la parfaite distribution de ses locaux. On y donne, comme à Tivoli, toutes les variétés de bains.

Bains chinois, boulevard des Italiens; coquet établissement de bains, où règne l'élégance et la propreté.

Bains de vapeurs à domicile de la rue Mont-

martre. Cet établissement est d'une grande ressource aux malades qui ne peuvent sortir de chez eux. Rien de plus simple et de plus commode que les appareils pour transporter et administrer la vapeur. On y prépare également toutes les fumigations médicamenteuses.

Bains et douches de vapeur à domicile, quai des Orfèvres. Le prix moins élevé de cette maison met à la portée des classes ouvrières les ressources de la vapeur.

Bains de vapeur à domicile, rue de l'E-chelle. Semblables aux précédents, ces bains rendent service au quartier où ils se trouvent.

Bains de vapeur, rue Crussol. La modicité des prix de cet établissement en facilite l'entrée aux classes pauvres de la capitale.

Bains Turcs, rue du Temple. Il n'y a de turc dans ces bains que leur architecture; car il n'y existe point d'étuves. C'est, du reste, un fort beau local décoré à l'orientale, offrant jardin avec jets d'eau et de charmantes galeries à vitraux coloriés.

Bains Français, rue du Temple. Non loin des précédents, ces bains parfaitement distribués et servis, renferment tout ce qui concerne l'administration des bains de propreté, de vapeur, d'eaux minérales artificielles, douches, etc.

Bains de la rue Ste-Anne. Ce petit local est très propre et bien dirigé. Le service s'y fait avec une exactitude qui mérite les éloges du grand nombre des baigneurs qui les fréquentent. On y administre, comme dans tous les grands établissements, des bains médécinaux, de vapeur et d'eaux minérales artificielles.

Bains du faubourg St-Honoré. On administre, dans cet établissement, outre les bains domestiques et de vapeur, tous les bains médicamenteux que peuvent prescrire les médecins.

Bains de la place St-Georges. Coquet établissement où les baigneurs trouvent toutes les commodités désirables.

Bains de la rue Monsieur-le-Prince. Petit local très utile dans le quartier où il est situé.

Bains de la rue du Paon St-André. Un très beau jardin y attire les baigneurs.

Bains de la rue Racine.

— 　　rue Bichat' 25.

—   rue des Quatre-Vents, 18.

—   rue des Beaux-Arts, 3.

—   rue St-Honoré, 91.

—   rue St-Honoré, 123.

—   du marché St-Honoré, 29.

—   faubourg St-Honoré, 323.

—   faubourg St-Honoré, 340.

—   faubourg St-Honoré, 373.

— de la rue St-Marc-Feydeau, 16

—   rue de Rambuteau, 80

—   rue Vivienne, 6.

—   rue Vivienne, 15.

—   rue Vivienne, 47.

—   rue St-Denis, 27.

—   rue St-Denis, 277.

—   du boulevard St-Denis, 10.

—   faubourg St Denis, 14.

—   faubourg St-Denis, 36.

—   faubourg St-Denis, 380.

—   rue Montmartre, 173.

—   rue du Croissant, 5.

—   du faubourg Montmartre, 33.

—   faubourg Montmartre, 58.

—   faubourg Montmartre, 133.

— de la rue Poissonnière, 93.

— rue Verte, 30.

— du faubourg Poissonnière, 28.

— faubourg Poissonnière, 99.

— de la rue Ste-Avoye, 57.

— rue du Temple, 67.

— rue du Temple, 105.

— rue du Temple, 119.

— rue Vieille du Temple, 31.

— du boulevard du Temple, 3.

— faubourg du Temple, 15.

— faubourg du Temple, 46.

— de la rue St-Antoine, 37.

— rue St-Antoine, 181.

— du faubourg St-Antoine, 125.

— de la rue St-Martin, 231.

— du faubourg St-Martin, 82.

— de la rue des Marais-St-Martin, 7.

— rue des Ecluses-St-Martin, 16.

— rue et boulevard des Capu-
cines, 13.

— rue de Courcelles, 32.

— rue N.-D.-des-Victoires, 16.

— rue des Petits-Champs, 48.

— du passage Brady, 50.

— passage du Saumon, 12.

—   passage St-Maur, 3.

— de la rue Neuve-St-Nicolas, 24.

—   rue Port-Royal, 16.

—   rue des Noyers, 33.

—   rue du Colysée, 19.

—   rue d'Arcole, 22.

—   rue Louvois, 2.

—   rue Vaugirard, 43.

—   rue de La Perche, 7.

—   rue et passage Ste-Marie, 7.

—   rue St-Lazare, 134.

—   rue Godot, 8.

—   rue Chaillot-Bizet, 48.

—   rue de la Fidélité, 6.

—   rue de la Bucherie, 15.

—   rue de la Chaussée-d'An-
                    tin, 21.

—   rue St-Dominique, 152.

—   rue Martignac, 4.

—   rue du Cherche-Midi, 59.

—   rue des Lombards, 37.

—   rue de la Marche, 3.

—   rue de Fossés-St-Bernard, 30.

—   rue Popincourt, 53.

—   rue Neuve-St-Méry, 7.

—   rue de Sèvres, 11.
—   du Cloître-St-Jacques, 3.
—   place St-Sulpice, 12.
—   place Bellechasse.
—   rue St-Thomas-du-Louvre, 38
—   rue du Bouloi, 8.
—   rue Jeanisson, 13.
—   rue des Petits-Champs, 15.
—   du Palais National, 92.
—   de la rue Tiquetonne, 18.
—   rue des Feuillantines, 1.
—   rue St-Louis, 27.
—   rue de la Tixeranderie, 15.
—   rue des Martyrs, 24.
—   rue Thiroux, 5.
—   cité d'Antin, 29.
—   cour des Miracles, 8.
—   rue Culture-Ste-Catherine, 16
—   rue Neuve-St-Jean, 7.
—   rue du Bac, 134.
—   rue Mariveaux, 23.
—   rue St-Victor, 16.
—   rue Montholon, 26.
—   rue Mouffetard, 150.
—   du quai d'Orsai, 59.

— quai Bourbon, 19.
— quai de Billy, 2.
quai des Orfèvres.

Outre les bains que nous venons d'énumérer et plusieurs autres mentionnés, il existe
encore des établissements de bains sur la
Seine : au pont Marie, au Pont-Neuf, au pont
des Tuilleries, etc.

Des divers établissements assis sur la Seine,
les bains du Pont-Neuf, nommés *Bains de la
Samaritaine*, sont les mieux installés et font
honneur à l'architecte et au propriétaire. C'est
un élégant et superbe bâtiment ponté, à deux
étsges, contenant le matériel des plus vastes
établissements de bains. Rien n'a été épargné
pour donner à la distribution intérieure toutes
les commodités et facilités désirables.

Le bâtiment de la *Samaritaine* contient
100 baignoires, placées en autant de petits
cabinets décorés avec une coquette simplicité.
On donne, à la Samaritaine, depuis les bains
simples jusqu'aux bains composés, médicinaux, cosmétiques, bains de vapeur, douches.
Hydrothérapie.

Dans les combles du bâtiment, se trouvent

la machine hydraulique et les immenses filtres qui servent à clarifier l'eau, car les bains y sont donnés à l'eau de Seine filtrée.

Le service y est fait avec intelligence, activité et surtout avec cette urbanité parisienne qui distingue les établissements bien tenus.

ÉTABLISSEMENTS HYDROTHÉRAPIQUES.

Depuis quelques années, l'efficacité de l'hydrothérapie a multiplié, dans Paris et ses environs, les établissements où s'administre ce genre de traitement. L'hydrothérapie se pratique dans plusieurs bains publics, tels qu'à Tivoli, aux Néothermes, à la Samaritaine, sur la Seine, etc.; mais les établissements spéciaux et les seuls où l'on puisse suivre avantageusement le traitement hydrothérapique, sont à Neuilly, à Auteuil et à Chaillot. Ce dernier établissement, dirigé par le docteur Baldou, est un de ceux qui se recommandent le plus aux malades qui désirent se soumettre au traitement hydrothérapique.

Le docteur Baldou, de même que ces hommes à qui rien ne coûte lorsqu'il s'agit d'un progrès dans la science, a fait, en 1840, un voyage en Allemagne pour visiter les divers établissements hydrothérapiques, étudier le traitement qu'on y suit, et être témoin des résultats. Après avoir usé lui-même de l'hydrothérapie et en avoir observé les effets sur de nombreux malades, le docteur Baldou est venu fonder à Paris le premier établissement hydrothérapique, situé aujourd'hui à Chaillot.

L'établissement dirigé par cet habile hydrothérapiste est des plus remarquables : de beaux appartements, un matériel parfaitement entretenus, de vastes jardins en amphithéâtre, une vue magnifique, des fontaines jaillissantes, des eaux vives, fraîches et limpides; enfin, tout, dans cet établissement, témoigne des ressources de l'art, et offre des chances de succès.

FIN.

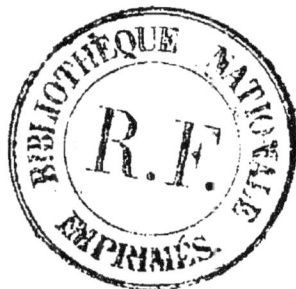

TABLE DE MATIÈRES.

ij

FIN DE LA TABLE.

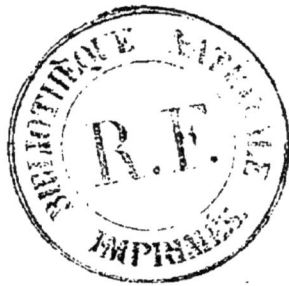

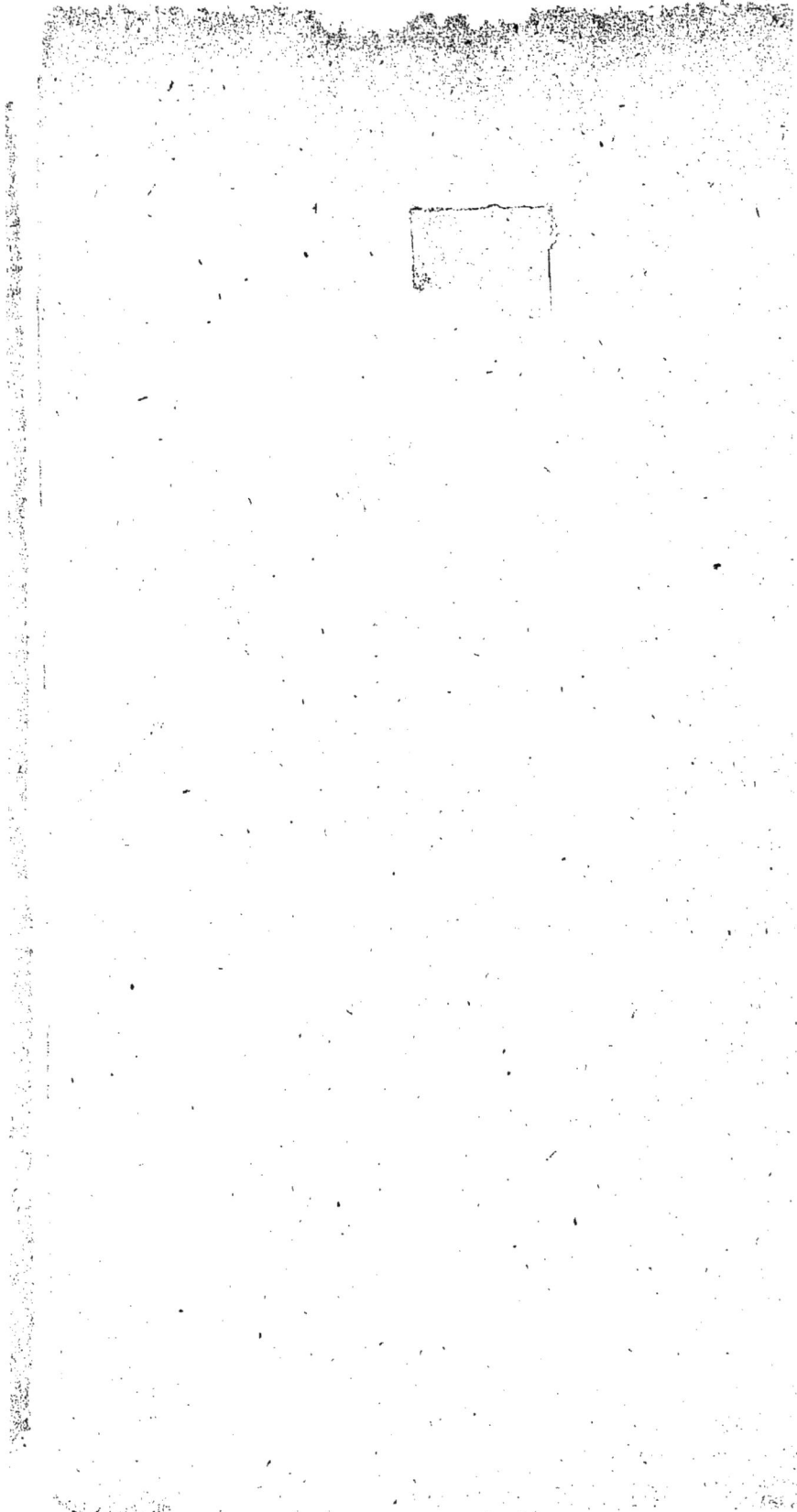

www.ingramcontent.com/pod-product-compliance
Lightning Source LLC
Chambersburg PA
CBHW060600210326
41519CB00014B/3526